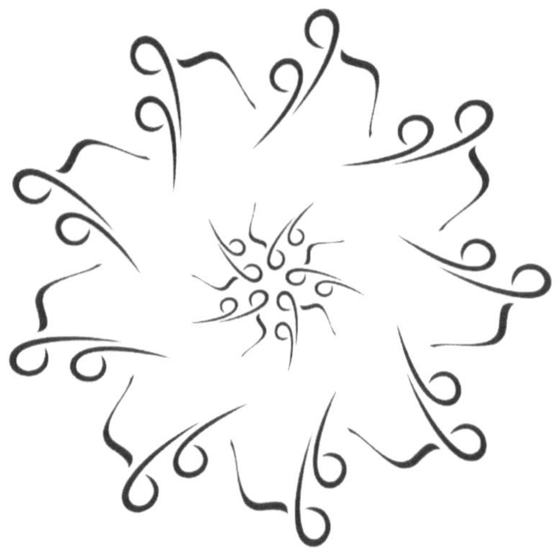

Vögel - Freiheit des Inneren Kindes

ISBN 978-3-946812-13-5

Inhalt

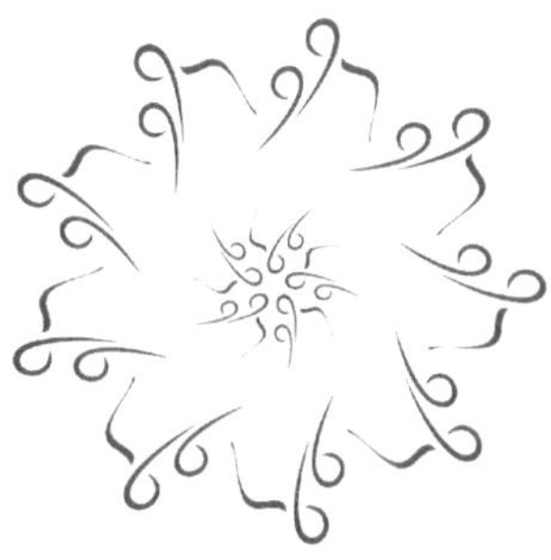

Einführung

Was ist Seelenhomöopathie?

In der Seelenhomöopathie gehen wir davon aus, dass unsere sichtbare und direkt erfahrbare Welt lediglich der feststoffliche Anteil der Wirklichkeit ist. Gleich einem hörbaren Ton enthält alles, was ist, auch noch Obertöne und Untertöne, die wir selbstverständlich auch wahrnehmen, die uns aber selten zu Bewusstsein kommen.

Die sogenannte westliche Welt, also unsere abendländische Kulturentwicklung, hat über die vergangenen Jahrhunderte hinweg einen Weg beschritten, der die Existenz feinstofflicher Energien immer mehr abgelehnt und negiert hat, bis wir heute vor dem Phänomen stehen, dass die „Allgemeinheit" geneigt ist, alles für inexistent zu erklären, was nicht mit den derzeit zur Verfügung stehenden Methoden gemessen/bewiesen werden kann. Gleichzeitig entsteht aber sowohl in der Wissenschaft wie auch bei der suchenden Bevölkerung ein immer breiteres Verständnis für Energien und Phänomene, die jenseits der zur Zeit „beweisbaren" Ergebnisse liegen.

Die Medizin hat sich in den letzten Jahren zu einem Schlachtfeld dieses Themas entwickelt. Über religiös-spirituell von einem Kirchendogma abweichende Meinungen, wie in den vergangenen Jahrhunderten geschehen, regt sich heutzutage niemand mehr auf.
Mit der Entwicklung der Medizin seit dem 19. Jahrhundert sind segenbringende Schritte zur Gesundung der Allgemeinheit geschehen. Bewusstsein für Hygiene spielte dabei eine wichtige Rolle. Heute sind uns Kanalisation und saubere Lebensmittel (meistens) selbstverständlich. Aber die Angst vor großen Seuchen nimmt wieder zu. Die Idee, dass man sogenannte „Erreger" nur ausrotten muss, um bestimmte Krankheiten auszuschalten, hat sich nicht wirklich bewahrheitet. Diese Ansicht stammt aus kolonialistischen Zeiten mit einem Weltbild, dass uns bis heute Vernichtungskriege beschert, sowohl im menschlichen Körper wie im Erdkörper.

In allen Weltkulturen außer der abendländischen seit der „Aufklärung" gibt es einen Zugang und Beschreibungen der anderen Seite der Wirklichkeit. Je nach Kultur unterscheiden sich die Darstellungen, aber der gemeinsame Nenner ist stets die Existenz geistiger Welten, mit denen man im Austausch steht.

Dieser sogenannte Aberglaube wurde und wird bei uns verteufelt - und in der Medizin mit einer Vehemenz, die Erinnerungen an ganz alte Zeiten der Verfolgung wachwerden lässt. Hier ist viel Angst im Spiel, auf beiden Seiten.

Es hat auch bei uns immer Mediziner gegeben, die nach Zugang zur anderen Seite der Wirklichkeit gesucht haben - und auch gefunden haben.
Die Erfahrung, dass niemand so genau sagen kann, wie Heilung zustande kommt und warum bestimmte Dinge beim einen heilend sind und beim anderen gar nicht, lässt einen Heiler/eine Heilerin nicht kalt! Der Drang zu helfen und zu verstehen lässt sie schon immer bestehende Grenzen/Dogmen suchend überschreiten.

Samuel Hahnemann war so ein Mediziner. Im ausgehenden 18. und frühen 19. Jahrhundert entwickelte er unter großen persönlichen Opfern seine Einsichten in die Wirkkraft verschiedener Substanzen. Die entscheidende Erkenntnis war, dass eine Substanz umso stärker in einen Organismus eingreift, desto weniger man von ihr verwendet, wenn sie vorher unter rhythmischem Verreiben „entstofflicht" wurde. Damit hat Hahnemann die unstoffliche Seite der Wirklichkeit greifbar gemacht. Seitdem gibt es diese Methode, die geistige Essenz aus einer beliebigen Substanz herauszuarbeiten.
Die Obertöne wurden beschreibbar!

Immer noch existiert allerdings das Phänomen, dass nicht alles bei jedem die gleiche Wirkung entfaltet. Ein weiterer Beweis dafür, dass es beim Thema Heilung um die Interaktion von Mensch und Substanz geht, nicht um Kochrezepte zur Beseitigung von Beschwerden.
Inzwischen wissen wir, dass bereits die Beschäftigung mit Informationen beim Lesenden/Wahrnehmenden eine Reaktion oder Resonanz im Organismus hervorruft. Die Selbstheilungskräfte einer Person sind in der Lage, entscheidende Veränderungen herbeizuführen, wenn die Kernkonflikte und Irrtümer erlöst und bewegt werden. Dadurch erübrigen sich andere heilkundliche Anwendungen nicht - im Gegenteil werden sie vielleicht erst jetzt ihre volle Wirkung entfalten können.

Die Homöopathie hat also eine Beschreibung der feinstofflichen Wirkaspekte einer Substanz geschaffen. Zu Beginn ging es dabei um körperliche Symptome, schnell bekamen aber auch Stimmungen und seelische Konflikte Beachtung. Bestimmte Mittel sind aber so komplex, dass deren Beschreibungen auch von den unerlösten Projektionen der damaligen Prüfer überschattet wurden. Es kann regelrecht peinlich sein, mit einer dieser Beschreibungen in Verbindung

gebracht zu werden. Auch sind sie großenteils in einem patriarchalen Stil des 19./20. Jahrhunderts verfasst, geprägt von einem heute veralteten Menschenbild. Das befriedigte uns nicht!
Zutiefst davon überzeugt, dass alles, was hier existiert, einen unerlösten und einen erlösten Zustand darstellen kann, machten wir uns auf die Suche nach der Kernaussage, die in einer Substanz verborgen liegt. Welcher Lebensbereich wird von der Summe der Symptome dargestellt? Es gestaltete sich ein zeit-räumliches Bezugssystem, welches wir als Neunerfeld bezeichnen.

Eine weitere wichtige Erfahrung von uns ist, dass wir die ursprüngliche Vermutung Hahnemanns, mit genau einem Mittel alles auf einmal zu heilen, nicht teilen können. Es kann nach unserer Erfahrung erst in der Zusammenarbeit einiger Mittel die Komplexität eines Krankheitsgeschehens berührt werden. Man kann - vor allem mit hohen Potenzen - den festgefahrenen Zuständen des Energiekörpers einer Person wichtige und entscheidende Hinweise geben. Das „Similia similibus curentur", also das Heilen durch Ähnlichkeit muss sich den komplexen Zuständen unserer Gegenwart und dem modernen Menschen anpassen.

Bleibt nun noch die Frage, was wir unter Heilung verstehen. Der Mensch ist aus verschiedenen energetischen Schichten aufgebaut. Die physisch greifbare Schicht ist sehr gut erforscht und es gibt eine große Menge Heilmittel dafür. Wäre diese Ebene unsere einzige Lebenswirklichkeit, kämen wir mit den vorhandenen Medikamenten bestens zurecht, die „Körpermaschine" könnte gut repariert werden.
Aber in den vitalen Energiebahnen der Meridiane breiten sich die Gefühle aus, die wir geerbt haben oder mitgebracht haben oder die sich seit dem Beginn unserer jetzigen Existenz angehäuft haben. Dadurch werden die Körperstrukturen mit negativen Energien geflutet. Bevor diese Gefühle nicht erkannt/ erlöst/befreit werden, können Medikamente jeder Art nicht dauerhaft helfen.

Indem wir Verhältnisse und Zustände verstehen, benennen und wieder fühlen können, immer wieder aufs Neue, begreifen wir destruktive Abhängigkeiten, Fehlschlüsse und Verhaltensweisen, die aus der Vermeidung von Schmerz resultieren. Diese Erklärungen können wir unbewusst in Form von Medizin/ homöopathischen Mitteln zu uns nehmen (was in Form einer Erstverschlimmerung durch den Erkenntnisschreck manchmal recht unbequem sein kann) oder aber durch Lesen und Gespräch in kontrolliertem Eigentempo. Diese Form haben wir sehr zu schätzen gelernt. Jeder Mensch nimmt sich die zur Zeit für ihn passende Menge an Information. Die volle Fülle schwingt natürlich

immer mit, alles Berührbare wird berührt werden.
Heilung gestaltet sich also für jeden Menschen in seinem eigenen Tempo und oft müssen sehr komplexe Zusammenhänge und Abhängigkeiten dafür verstanden werden.

Es entstanden die seelenhomöopathischen Karten, auf denen die unerlösten Zustände einer Substanz schlagwortartig präsentiert werden - gefolgt von einem allgemein gehaltenen und die Seele inspirierenden Lösungsweg. Durch das Lesen und Bedenken dieser Beschreibungen im Kontext einer Frage oder Beschwerde bekommt man Hinweise auf Zusammenhänge, die im feinstofflichen Raum rund um das Thema verankert sind. Es entstehen sofort Anstöße zu einer neuartigen Auseinandersetzung mit dem Problem.
Jeder Mensch kann diese Karten benutzen, es braucht nicht zwangsläufig einen Therapeuten. Die Berührung durch das Wort findet in Eigenregie statt. Therapeutisches Gespräch ist dadurch nicht ausgeschlossen und selbstverständlich zusätzlich hilfreich.

Die Ausführungen in diesem Buch über die Vögel bauen auf den Aussagen dieser Karten auf, stellen aber großräumige Erklärungen und ahnenmedizinische Herleitungen dar.
Die von dem jeweiligen Vogelmittel berührten Emotionen und Verhältnisse werden stichpunktartig dem Text vorangestellt. Ein möglicher Lösungsweg beendet die Besprechung, es schließt sich ein zoologischer Überblick an.
Die Zuordnung eines Vogelmittels in die unterschiedlichen Lebensfelder entsteht aus der Möglichkeit, mit den Karten des Kartensets verschiedene Legemöglichkeiten auszuführen. Zum Verständnis des seelenhomöopathischen Ausdrucks ist es nicht notwendig, dies zu tun. Es ist lediglich ein weiteres Werkzeug zum Verstehen der verschiedenen Einflüsse, die bei einem Thema auf uns einwirken.

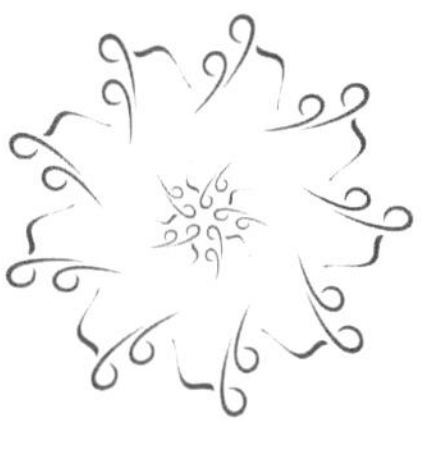

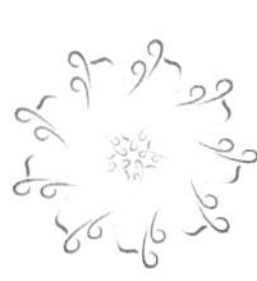

Ahnenmedizin und die neun Lebensfelder

Die Ahnenmedizin - so wie wir sie verstehen - beruht auf der Annahme, dass in unserem Erbgut prinzipiell alle Erfahrungen der beteiligten Menschen gespeichert sind. Jede sich inkarnierende Seele bedient sich aus diesem Erfahrungspool, um ihre Aufgaben und Themen zu gestalten.
Dabei werden selbstverständlich auch die ungelösten Fragen und Themen gestaltet. Diese wollen wir erleben, weil es eben diese sind, die uns in unserer Entwicklung bremsen.
In jeder schwierigen Lebenssituation, Krankheit oder Stagnation stecken Erfahrungen, die noch nicht wahrgenommen wurden.
„Wahr"-genommen, welch treffendes Wort.
Allerdings sind die Gründe für diese Nicht-Wahrnehmung extrem vielfältig und wahrscheinlich so individuell wie der Mensch selbst. Der gemeinsame Nenner ist aber oft Schmerz. Körperlicher Schmerz ist dabei nur eine von vielen Formen. In immer feineren Schwingungsgraden begleitet uns Schmerz bis in die subtilsten Sphären unserer Trennung von der Seelenheimat. Dazwischen gestalten sich Schicksale.

Um eine komplexe Situation verstehen zu können, reicht es nicht aus, eine einzige Ursache oder einen einzigen Anker in der Vergangenheit zu finden. Es ist stets ein Geflecht - zieht man an einer Stelle, zwickt es an einer ganz unerwartet anderen.

Ein Weg, mit dieser Komplexität umzugehen, ist in der Ahnenmedizin folgender:

Ein aktuelles Problem, die derzeitige Frage, stellt den Kernkonflikt dar.
Es gibt hier ein Thema, dass sich als Grundton aller übrigen Aspekte benennen lässt. Diese Kernkonflikte werden in der Ahnenmedizin von den Schlangen (Makrokosmos) und den Giftpflanzen (Mikrokosmos) repräsentiert.

Rund um diesen Kernkonflikt gruppieren sich nun Aspekte der menschlichen Persönlichkeit.
Manche von diesen Aspekten sind in der Gegenwart entstanden, manche bringt man individuell aus seiner Seelenvergangenheit mit und manche entstehen aus dem Erbgut mit den Informationen der Ahnen.

- Die Seelenebene stellt den (mitgebrachten) Erfahrungshorizont der jetzt lebenden Person dar.
- Die Ahnenebene stellt die Einflüsse aus dem männlichen und weiblichen Ahnenfeld dar.
- Die persönliche Ebene ist der Ausdruck im Hier und Jetzt, die Art, wie man sich im Leben bewegt.

Ein Kernkonflikt wird also von allen Seiten „gestaltet" und beeinflusst.

In diesem Buch befassen wir uns mit Vögeln und den verschiedenen Formen von mangelnder Freiheit, die in einem Konflikt verpackt sein können.

Die Persönliche Ebene ist das Feld der Gegenwart. Hier handle ich mit den Gefühlen und dem Wissen, die mir aktuell zur Verfügung stehen. Ich beurteile Situationen aufgrund der Meinungen, die ich darauf aufbaue.

Es wird für jeden Vogel eine Leitlinie gegeben, anhand derer die aufgezählten Themen und Gefühle entschlüsselt werden können. Der gemeinsame Nenner verweist auf die Art der Wunde, die der eingeschränkten Freiheit zugrunde liegt.

Es ist ein Thema, welches bisher wahrscheinlich gar nicht in die eigenen Überlegungen einfließt. Man sieht den Wald vor lauter Bäumen nicht - hier passt dieses Sprichwort tatsächlich. Sei es, dass man ein eigenes Erlebnis oder eine dauerhafte Belastung ausblendet, weil keine Lösung zu spüren ist.

Oder sei es eine weitergereichte Erfahrung, die sich im epigenetischen Erbgut eingeprägt hat und dem Bewusstsein als Realität „verkauft" wird.

Oder sei es eine wiederholt auftauchende Aufgabe des eigenen Seelenwegs, an der man gerne vorbeigehen würde. Im Thema des Vogels kann man die Blockade der Freiheit entdecken.
Ein Weg zu erlöster Freiheit wird bereits in der Überschrift angedeutet.

Wenn man mit dem Kartenset Makrokosmos arbeitet, besteht die Möglichkeit, alle neun Felder mit verschiedenen Karten zu belegen.

In diesem Fall ist es möglich, dass eine Vogelkarte in einem anderen Lebensfeld zu liegen kommt. Das verändert die Auslegung natürlich ein wenig.
Es macht einen Unterschied, ob die persönliche Ebene mit eingeschränkter Freiheit beschäftigt ist oder ob aus der Ahnenebene oder der Seelenebene ein Bedürfnis nach Darstellung (zum Thema der Frage) besteht.

Wenn man ohne Kenntnis des Kartensets dieses Buch liest, kann man sich von den Erklärungen an die Hand nehmen lassen und die eigene Lebensgeschichte auf alte Seelenthemen untersuchen.
Wie ist man zu dem geworden, was man jetzt ist?

Welche Heilkraft steckt in einem seelenhomöopathischen Vogelmittel?

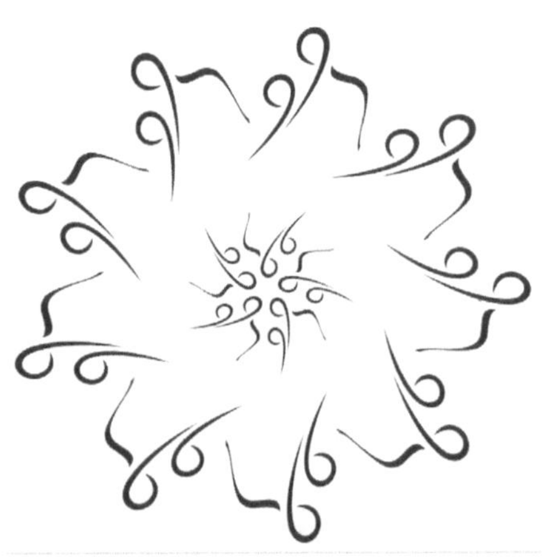

Die 9 Lebensfelder im Überblick

Wo ist die innere Freiheit blockiert? **Freiheit**	Der blinde Fleck. Was ist nicht verbunden? **Verbundenheit**	Wie ist das Selbstvertrauen geschwächt? **Selbstvertrauen**
Wie geht es der inneren Führungskraft? **Ahnenfeld männlich**	Einblick in den Kern des Konfliktes. **Torwächter**	Wie geht es der inneren Versorgung? **Ahnenfeld weiblich**
Der Focus der Seelenaufgabe **Seelenebene Zeit**	Die Entfaltung der Seelenaufgabe **Seelenebene Wesen**	Der Raum der Seelenaufgabe **Seelenebene Raum**

Über die Vögel

Die Vögel gehören zu den Wirbeltieren, ebenso wie die Säugetiere.
Aber außer der Wirbelsäule gibt es nicht sehr viele Ähnlichkeiten mit „uns".

Hier ein paar Beispiele:

- Die vorderen Extremitäten (sozusagen die Arme) sind als Flügel geformt.
- Anstatt Haaren gibt es Federn, die aber aus dem gleichen Grundstoff (Keratin) aufgebaut sind.
- Vögel haben keine Zähne und der Kiefer ist als Schnabel geformt.
- Vogelknochen sind hohl, um Gewicht einzusparen. Zusätzlich gibt es innere Luftsäcke.
- Vögel können das Magnetfeld der Erde wahrnehmen und benutzen.

Die Vögel sind die direkten Nachfahren der Saurier.
Prinzipiell ist heute die Fähigkeit zum Fliegen in allen Vögeln angelegt. Manche Arten haben aber Vorteile darin gefunden, auf dem Boden zu bleiben.
Auch unter den Vögeln gibt es Arten, die zu abstrakter Intelligenz fähig sind, Rabenvögel und Papageien zum Beispiel. Alle Vögel können verschiedene Lautäußerungen hervorbringen, kommunizieren also über „Sprache". Einige können sogar singen und tun dies auch zur eigenen Freude.

Verlassen wir die physisch-stofflichen Beschreibungen, sieht man in der seelen-homöopathischen Wirkung aller Vogelmittel als Gemeinsamkeit das Thema der Freiheit. Zuviel davon oder zu wenig davon, die Sehnsucht nach Welten, in die man „fliegen" möchte oder auch den Kontaktverlust zur hiesigen Welt und ihrer Realität.

Auch die „Wege" sind ein Thema. Um Welten zu verbinden, braucht man Verbindungswege. Stofflich gesehen sind es die Speiseröhre und die Luftröhre, die beim Menschen stoffliche Verbindungen zur Außenwelt herstellen. Woran kann man sich verschlucken? Hat etwas den „falschen" Weg genommen?
Was bekommt man „in den falschen Hals"?

Aber auch: wie findet man den Weg zur „Anderswelt", zu den unstofflichen Kräften, deren Anziehung ich wahrnehme?
Wie kann ich diesen mir innewohnenden „Magnetsinn" einsetzen?

Die Gruppe, der Schwarm ist von großer Bedeutung.
Wie kann die individuelle Freiheit mit dem Bedürfnis nach Zugehörigkeit in Einklang gebracht werden? Dürfen die Gefühle „fliegen“?

Um abzuheben, muss man die Strömungen des Windes begreifen. Um ein Projekt zu verwirklichen oder einen Wunsch zu erfüllen, muss man also die Umgebungsbedingungen begreifen. Damit ist sowohl die äußere wie die innere Umgebung gemeint. Nichts entsteht im luftleeren Raum. Es gibt überall auch Widerstände zu überwinden. Wenn also - symbolisch gesprochen - ein Projekt einen Sturm hervorruft, kann man nicht einfach losfliegen. Meistens reicht es auch nicht aus, einfach das Ende des Sturms abzuwarten. Vielmehr ist es zielführend, wenn man versteht, was den Sturm ausgelöst hat, also welche Erinnerungen berührt werden und wahrscheinlich vermieden werden wollen. Das Gleiche gilt für die Flaute. Ohne Energie fliegt gar nichts. Interessant ist hier, ob die Flaute durch die Frage, das Projekt oder Thema ausgelöst wurde oder sowieso schon länger besteht.

Die Erklärungen der seelenhomöopathischen Vogelmittel ermöglichen also einen Einblick in Widerstände oder Vermeidungsverhalten der „Flugfähigkeit“, soll heißen, der eigenen Führungskraft. Denn am Ende sind wir es stets selbst, die sich den Weg suchen und ihn auch gehen müssen.
Alle Hilfe und Erfahrungen, alle inneren und äußeren Stimmen haben zwar Einfluss und Stimmrecht, aber trotzdem keine Entscheidungsgewalt. Diese liegt einzig bei der Person, die wir aktuell sind. Aber eine gelungene Führungskraft wählt gangbare Wege und respektiert die Umgebungsbedingungen.

Über den Wolken …
muss die Freiheit wohl grenzenlos sein.
(Reinhard Mey)

Was ist Freiheit?

Auch die Freiheit ist eine Reflektion des Paradieszustands, ebenso wie die Liebe, die Wahrheit, die Ewigkeit. Wir erinnern uns und wir suchen danach. Sie ist ein wichtiger Teil des Menschseins und fehlt doch immerzu.

Auf der Suche nach Freiheit begegnen wir allen Widersprüchen und Begrenzungen dieses irdischen Lebens.

Bei den „alten Griechen" war noch klar formuliert, dass „Eleftheria" (Freiheit) nur für die Oberschicht und die geistige Elite vorgesehen war. Sklaven und abhängige Völker hatten keine Freiheit.
Von den Römern wurde es so übernommen. Ihr Reichtum und die daraus resultierende Freiheit (Libertas) entstanden durch die Arbeit der besiegten Völker.
Ehrlich betrachtet hat sich bis heute daran gar nichts geändert. Wer seine Arbeitskraft für das schiere Überleben hergeben muss, hat im physischen Sinn keine Freiheit.

Im asiatischen Kulturraum erklärte man sich dieses Ungleichgewicht mit dem Karma. Es war eben einfach eine Mischung aus Verdiensten und Schicksal, in welchen Verhältnissen man lebte.

Durch das Christentum entstand eine neue Interpretation dieser ungerechten Verteilung von Freiheit:
Das „irdische" Jammertal ist die Prüfung und Vorbereitung für die „Erlösung" und wahre Freiheit entsteht durch den Glauben an Jesus Christus.
Diese im Kern nicht falsche Aussage wurde erfolgreich verbogen in ein erneutes Abhängigkeitsverhältnis mit „sklavischer" Befolgung von „Geboten", um einer postulierten Hölle zu entgehen.
Den blutigen Verlauf der Geschichte kennen wir...

In jedem Krieg geht es mehr oder weniger um die Freiheit - vordergründig. Im Hintergrund geht es um Macht und Rohstoffe.

Parallel zur Weltgeschichte mit ihren Eroberungen und Entdeckungen kümmerte sich stets auch die Philosophie um die Freiheit. Voltaire meinte schon im 18. Jahrhundert, dass Freiheit nur durch Vernunft möglich sei. Bei Kant klingt es preussischer: Freiheit und Pflicht waren für ihn Synonyme.
Als die Franzosen das sogenannte „Gottesgnadentum" mit einer Revolution abschafften, postulierten sie Freiheit, Gleichheit und Brüderlichkeit - und schlossen die Hälfte der Bevölkerung immer noch von Freiheit und Gleichheit aus. Gibt es den Begriff der „Geschwisterlichkeit" überhaupt?

In der westlichen Welt entsteht gerade ein neues Spannungsverhältnis zwischen Freiheit und Sicherheit. Was wird verlangt, um die individuelle Freiheit aufrecht zu erhalten?
Totalitäre Systeme aller Couleur lehnen sie grundsätzlich ab.
Was bedeutet also die Freiheitlich-demokratische Grundordnung in den Gegebenheiten des 21. Jahrhunderts?

Freiheit ist und bleibt ein Menschheitsthema. Aber getreu den hermetischen Gesetzen spielt sich das Ganze natürlich auch im Kleinen, im Individuellen ab. Wie oben, so unten. Wie innen, so außen. Alles ist in allem enthalten.
Mit meiner persönlichen Suche nach Freiheit und den von mir gefundenen Lösungswegen trage ich zur Lösung des Menschheitsthemas meinen Teil bei.

Dabei ist natürlich interessant, wie sehr ich mich als Teil einer Menschengemeinschaft begreifen kann. Gilt mein Suchen hauptsächlich meinem eigenen Wohlbefinden oder habe ich die Konsequenzen meines Handelns für den Rest der Menschen auch im Blick?

Immer größere Teile der Bevölkerung sind zum Beispiel für die Einführung eines transparenten Lieferketten-Gesetzes, mit dem man nachverfolgen kann, unter welchen Bedingungen ein Produkt hergestellt wurde. Wann werden es genug Menschen sein, um den Druck auf die Politik stärker zu machen als den Druck der Profiteure?

Die Erkenntnisse von Voltaire und Kant - Freiheit ist nur durch Vernunft/Pflicht möglich - sind immer noch von Bedeutung. Wer das Glück hat, in äußerlich freien Verhältnissen zu leben („satt, sauber, sicher"), wird mit der inneren Freiheit konfrontiert.

Welche Gewohnheiten halten mich zurück?
Was sind die Zwänge, Konventionen und Rollenerwartungen, denen ich mich beugen soll?
Welche Triebe beherrschen mich?
Wie frei bin ich wirklich?
Und wie kann ich mehr Freiheit erlangen?

Neben der Freiheit, die ich bereits besitze (und häufig gar nicht mehr als solche wahrnehme), gibt es verschiedene Freiheiten, die ich mir wünsche und anstrebe. Der Weg zu diesen Freiheiten wird vom Verstand geplant und vom Gefühl mit Energie aufgeladen. Es ist der persönliche Anteil an der Führungskraft. Um zu äußeren Freiheiten zu gelangen braucht es auch innere Freiheit. Wo ist diese innere Freiheit bei verschiedenen Fragestellungen jeweils blockiert?

In der Ahnenmedizin steht die Freiheit für den persönlichen Anteil an der Führungskraft.

Führung ist eigentlich immer vorhanden, man muss sie aber auch als solche wahrnehmen können. Und genau an diesem Punkt bekommen negative Empfindungen die Kraft, vom gewünschten Ziel ablenken zu können.
Sie führen in eine Richtung, die als ungefährlicher, angemessener oder unabweisbar geglaubt wird.

Diese Wahrnehmung ist so ein schillernder Zustand:

- Man kann nur „wahr"nehmen, was man auch aufnehmen und verarbeiten kann.
- Man kann nur für „wahr" halten, was in das eigene Weltbild passt.
- Man kann nur „wahrnehmen", was die eigenen Sinnesorgane zu leisten imstande sind.
- Man kann nur „Wahrnehmungen" zulassen, die das eigene Unterbewusstsein für ungefährlich hält, die also die Stabilität des inneren Gefühlshaushalts nicht überfordern.

Auf dem Weg in eine gewünschte Freiheit werden also Widerstände auftauchen, die man auf ihre „Wahrnehmung" hin untersuchen sollte. Häufig bewegen wir uns nur in den gewohnten Bahnen und brauchen einen Impuls von außen, um diese Widerstände zu erkennen und zu verstehen.

Die hier ausgewählten Vogelmittel beschreiben Gefühlszustände, welche die innere Freiheit davon ablenken, ein gewünschtes Ziel zu erreichen.

Solange man durch das Thema des Ziels in einen solchen behindernden Zustand gerät, wird man die nötige Führungskraft nicht aufbringen können. So ist zum Beispiel die Selbstlosigkeit, wenn sie nur als Schutz eingesetzt wird, ein Hindernis, das mit Mut überwunden werden muss. Ruft ein gewünschtes Ziel das Gefühl von Gefangenschaft auf, braucht es Geduld, um die richtigen Wege zu finden.

Viel zu oft beschäftigen wir uns nur mit den Widerständen, die uns begegnen. Nicht das schon wieder - spricht die innere Stimme. Es hilft keine positive Affirmation, wenn man zum Beispiel im Hader feststeckt. Vielmehr sollte der Hader als solcher genau untersucht werden: was steckt denn dahinter? Fehlt es vielleicht an wirklicher Inspiration?

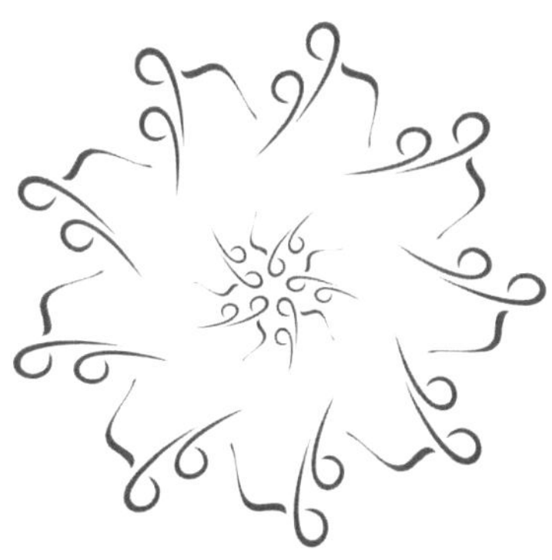

Freiheit und das Innere Kind

Mit dem „Inneren Kind" werden gespeicherte Gefühle der eigenen Kindheit bezeichnet, die nicht genug Spielraum für eine Entwicklung ins erwachsene Sein hatten. Diese sind in verschiedenen Bereichen des Gedächtnisses abgelegt. Manche sind der Erinnerung frei zugänglich, andere werden kontrolliert und verborgen gehalten, wieder andere sind frei umgedeutet anhand von Erzählungen der damals Erwachsenen. Immer aber sind die kindlichen Erinnerungen intensiv.
Das liegt auch am ganz anderen Zeiterleben von Kindern.
Ein einzelner Tag war gefühlte Ewigkeiten lang, ganz im Gegensatz zum heute erlebten „Durchrauschen" durch die Wochen. Jedenfalls sind für Kinder alle Gefühle noch frisch und neu - und wahr. Ein Kind durchschaut keine Lügen oder Verdrehungen, alles, was Erwachsene tun, ist „wahr".

Dieses Innere Kind - also diese starken Gefühle und Überzeugungen - hat die Kraft, den Alltag und die Ansichten des Erwachsenen zu bestimmen.

Die persönliche Ebene der Verwirklichung, auf der sich die Vogelmittel befinden, berührt auch die Gefühlswelten des Inneren Kindes.
Die meisten Glaubenssätze und Überzeugungen über uns selbst entstehen in den frühen Jahren der Kindheit. Sie sind gewichtig, weil sie von uns als Kind geglaubt wurden - und immer noch werden.
Ein Kind baut sein Selbst durch Beziehungen und Interaktionen vom Moment seiner Geburt an. Dieses Selbst wird in den ersten Jahren durch alle Worte, Zuschreibungen, Erlebnisse und Meinungen gebildet.

Erst wenn während der Pubertät auch das alte mitgebrachte Wissen, die alten karmischen Erfahrungen wieder Gewicht und Stimme bekommen, beginnt das Hinterfragen, das Abrücken von Positionen des Elternhauses, eben das Erwachsenwerden.

Bis dahin haben sich aber Überzeugungen über das eigene Selbst gebildet, die man schlichtweg für wahr hält. Sie sind entstanden aus den Verstrickungen, in denen sich auch die Eltern und das familiäre Umfeld befinden. Weitergereichte Meinungen und Weltbilder entfalten sich in diesen kleinen Sätzen, die so ganz nebenbei fallen und doch tiefe Einblicke in die Gefühlswelt geben können.

Beispiele:

- Das tut man nicht.
- Hast du dich auch bedankt?
- Wie du wieder aussiehst.
- Das musste ja so kommen.
- Wenn du jetzt nicht gleich mitkommst, gehe ich allein.
- Sei nicht so gierig.
- Usw., usw.

Von tiefen, übergriffigen Verwundungen soll hier gar nicht die Rede sein. Diese verletzen selbstverständlich umfassend und brauchen wahrscheinlich therapeutische Begleitung. Nein, es geht um den ganz alltäglichen Kleinkrieg der Kinderwelt. Wir haben ihn alle erlebt.
Aber wie sehr bestimmt er immer noch das Ausmaß unserer Freiheit?

Die hilfreiche Spaltung des Bewusstseins in einen reflektierenden Erwachsenen und ein fühliges Kind erlaubt die Analyse der eigenen Innenwelt. Diese Analyse ist bitter notwendig, wenn wir aus den Begrenzungen ausbrechen wollen, die durch starke Gefühle in der Kindheit entstanden sind.

Bei negativen Gefühlen des Inneren Kindes werden viel Einsicht, Zuwendung und Lebenserfahrung gebraucht, um sie zu entlarven. Hinterfragt man sie nicht, entfalten sie die ganze Kraft eines Kinderwillens - der noch viel unbeugsamer ist, weil bei seiner Entstehung die Erfahrungen des Lebens noch fehlten.

Aber durch einfühlsame Zuwendung und Wahrnehmung der Nöte aus der Kinderzeit können solche „Freiheitsblockaden" aufgeweicht und gewandelt werden.

Körperlich ist der Mensch für die Wahrnehmung mit Sinnesorganen, Gehirn und Nervensystem und verschiedenen Hormonen ausgestattet.
Alle diese Organe bilden sich aus dem ektodermalen Keimblatt.
Es ist für die Wahrnehmung zuständig - im Gegensatz zum entodermalen Keimblatt, welches sich mit Verarbeitung/Verdauung beschäftigt, und dem mesodermalen Keimblatt, welches die Ich-Organisation aufbaut.
Die drei Keimblätter sind die ersten Differenzierungen im sich bildenden Embryo.
Aus jedem Keimblatt bilden sich verschiedene Strukturen, welche die oben genannten Aufgaben übernehmen.

Alle Strukturen der Wahrnehmung ermöglichen also eine Orientierung des Menschen. Und alles, was er sucht und anstrebt, wird hier verarbeitet.
Hier ist das Navigationssystem, das den Weg zur Freiheit aussucht.
Hier entsteht die Führungskraft, die sich immer wieder neu für einen Weg dorthin entscheidet.

Arbeitet man mit dem gesamten Kartenset im Neunerfeld, wie im zweiten Kapitel beschrieben, kann eine Vogelkarte auch in einer anderen Ebene zu liegen kommen. Dann beschreibt sie entweder einen Freiheitskonflikt, der sich in früheren Zeiten abgespielt hat oder einen Torwächter. So ein Torwächter stellt den Kernkonflikt dar, der bei der gestellten Frage zu lösen ist. Im Fall eines Vogelmittels als Torwächter kommt man also nicht darum herum, die Begrenzungen zu erkunden, die im jeweiligen Thema die erfolgreiche Lösung eines Problems behindern.

Befindet sich die Vogelkarte in der persönlichen Ebene,
aber auf den Plätzen der Verbundenheit oder des Selbstvertrauens, schränkt die jeweils beschriebene Thematik lediglich diese Zustände ein.
Als vererbtes oder im Unterbewusstsein erinnertes Problem sind die auf der Karte beschriebenen Gefühle als epigenetische Botschaft präsent und wollen im Jetzt aktiv neu bewertet werden.
Es gibt keinen Zwang, nur Erfahrungen und Erinnerungen.
Wenn wir uns aus der Angst lösen, steht der Weg zur Freiheit weit offen.

An der Freiheit führt am Ende kein Weg vorbei.

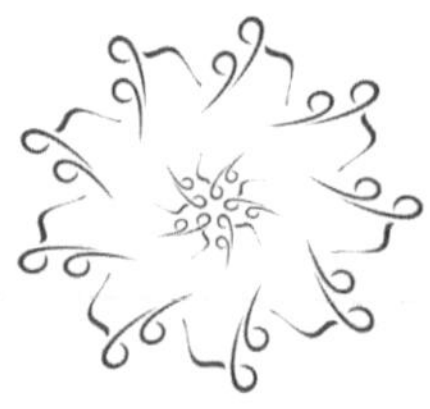

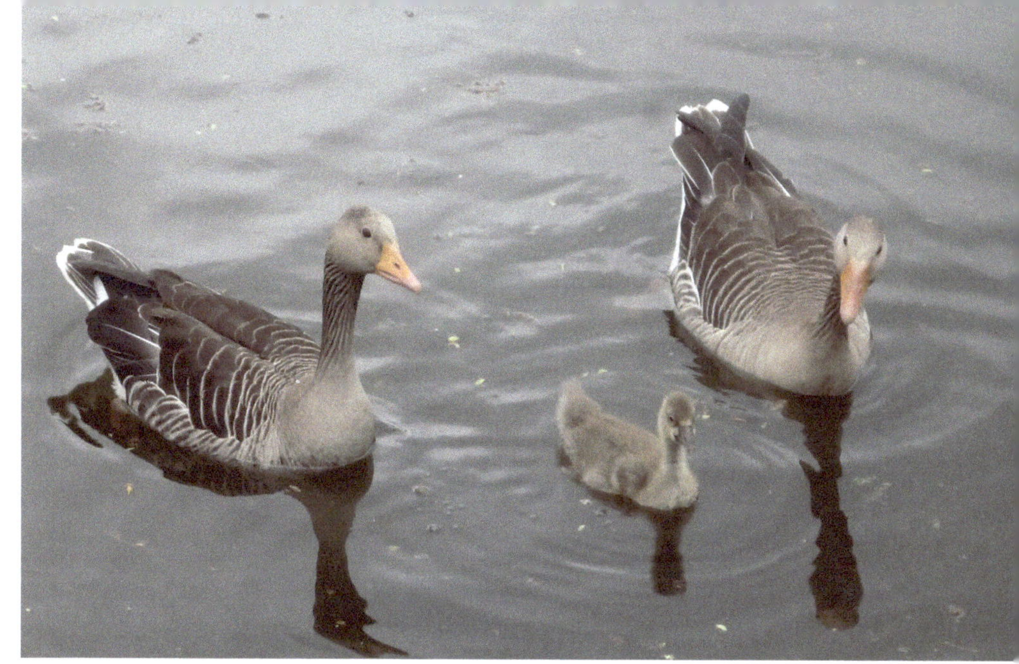

Anser anser - Graugans
Schutzlosigkeit - Freiheit durch Individualität

- Freiheit ist nur durch Ordnung möglich
- Sucht immer nach einem vertrauten Gänsemarsch
- Gruppe als Identitäts-Spiegel
- Zwischen Anführer und Außenseiter
- Selbstvertrauen nur durch die Gruppe
- Vertrauensentzug durch die Gruppe löst echte Panik aus
- Flugangst, Sehschwäche, Schuldgefühle
- Schuldgefühle stauen sich im Nacken
- Schutzlosigkeit
- Freiheit durch Individualität

Gemeinschaft gewährt Schutz. Gegen einen Schwarm kommt ein Angreifer schwerer an. Aber jene, die aus dem Schwarm herausfallen, können zur Beute werden.

Jahrhundertelang war es übliche Rechtspraxis, sogenannte „schandbare Handlungen“ mit einer „Acht“ zu belegen, also der totalen Ächtung und dem Entzug aller bürgerlichen Rechte. Man wurde für „vogelfrei“ erklärt. Wer dem Verurteilten begegnete (der vorher einige Tage Zeit zum verschwinden bekam), durfte und sollte diesen - völlig schuldfrei - töten. Gab man dem Verurteilten Unterkunft und Essen, machte man sich strafbar. Die romantische Verklärung von Robin Hood täuscht darüber hinweg, dass also mit hoher Wahrscheinlichkeit die Todesstrafe verhängt wurde.

Auch wenn es heute nicht mehr gleich um Leib und Leben geht, ist das Ausscheren aus der Gruppe doch immer noch potentiell gefählich. Soziale Ächtung kann seelisch vernichtend sein. Wenn ich Teil einer Gruppe bin, werde ich mich also wahrscheinlich bemühen, die Regeln und Werte dieser Gruppe nicht zu verletzen.

Schwierig wird es dann, wenn ich nicht freiwillig Teil einer Gruppe bin. Manchmal ist dann das Ausscheren aus den Grenzen eines „vererbten“ Schwarms wichtiger als die Sicherheit innerhalb.

Am elementarsten ist ein Erlebnis völliger Verlorenheit und Ausweglosigkeit am Beginn und am Ende des Lebens.
Ein Säugling empfindet seine Hilflosigkeit besonders stark, wenn seine Bedürfnisse nach Sicherheit und Nahrung längere Zeit unbefriedigt bleiben. Er hat noch keinen Maßstab für Zeit oder Verhältnismäßigkeit. Voller Verzweiflung kann daher jeder Anschein von Regelmäßigkeit als Strohhalm im Ozean der Verlorenheit ergriffen werden.

Auch am Ende des Lebens ist der bevorstehende Tod viel zu unbegreiflich und beängstigend. Gerne nimmt man dann die Ordnung einer Religion zu Hilfe, auch wenn sie im bisherigen Leben nur eine geringe Rolle gespielt hat.

Eine Ordnung gibt Halt und Orientierung. Man kann die Angst unter Kontrolle halten, denn man weiß - vermeintlich -, was als Nächstes passiert.

Die unerlöste seelenhomöopathische Freiheit im Graugans-Zustand entfaltet sich inmitten der vertrauten Gruppe. Ich bin die Gruppe und die Gruppe ist ich. Man kann sich wunderbar entspannen und alle Sorge loslassen, wenn man inmitten der Anderen sein kann. Gemeinsam bewältigt man die Herausforderungen und ist stark.
Im Extremfall werden die Ansichten und Handlungen der Gruppe nicht mehr hinterfragt. Das Schutzbedürfnis ist jederzeit viel stärker als ein kritischer Gedanke, ein Bewerten von Ereignissen. Solange das eigene Gewissen mit den Handlungen der Gruppe einverstanden bleibt, ist alles sehr bequem. Und wenn es eine altruistische, wohltätige Gruppe ist, fällt das ja auch nicht schwer.

Aber wie sieht es aus, wenn man „plötzlich" Informationen erhält, welche die Gruppe in Frage stellen? Wie geht es den vielen bis dato zufriedenen Katholiken mit all den Enthüllungen über Missbrauch und Gewalt in der vermeintlich so guten Gruppe der Seelsorger? Der Entschluss, sich aus dieser Gruppe zu entfernen, kann starke Gefühle von Schutzlosigkeit hervorrufen. Ganz ähnlich, nur von der anderen Seite her, ergeht es denen, die durch sogenanntes „Fehlverhalten" aus der katholischen oder jeder anderen Kirche verstoßen werden: jene zum Beispiel, die eine Scheidung haben oder ihre Homosexualität öffentlich machen.

Aber auch unabhängig von Institutionen, denen man angehört, entstehen Gruppenzugehörigkeiten einfach aus den Lebenszusammenhängen, in die man gestellt ist. Als Mann sollte ich mich wie ein Mann verhalten, oder? Oder?!? Als Frau wie eine Frau, usw. . Darf man die Rollenmuster solcher Gruppenzugehörigkeiten in Frage stellen?

Wenn die Graugans als seelenhomöopathische Energie auftaucht, geht es darum, eine Balance zu finden zwischen Individualität und Schutzbedürftigkeit. Einerseits soll der Freiheitsdrang benannt und gefühlt werden, andererseits soll eine klare Entscheidung über die Zugehörigkeiten getroffen werden.
Verlangt das Ziel meines Freiheitsdrangs den Verlust meiner bisherigen Gruppenzugehörigkeiten? Bin ich bereit, mir neue Zugehörigkeiten

zu suchen? Bin ich mir überhaupt der Tatsache bewusst, dass es neue Gruppen geben kann, wenn ich meiner Individualität folge?

Es wird also eine innere Auseinandersetzung mit der Angst, verloren zu gehen, stattfinden. Ein erlöster Graugans-Zustand lebt in ruhiger Gewissheit, stets rechtzeitig in der Geborgenheit und Sicherheit der „richtigen" Gruppe zu sein.

In der persönlichen Ebene:

Wie machen es die Anderen?
Schaust du aktiv, wie dein Thema/deine Frage von dir nahestehenden Menschen gehandhabt wird? Ist dir wichtig, nicht aufzufallen, wenn es um dein Thema geht?
Eine befriedigende Lösung deines Themas verlangt von dir, dich als Individuum zu positionieren. Dazu kann es nötig sein, die Meinungen und Lösungswege der Menschen um dich herum abzulehnen.
Die Graugans zeigt dir, dass Freiheit zwar Ordnung braucht, aber eben am richtigen Platz und in der passenden Gruppe.
Dann ist es kein Problem, „besonders" zu sein.
Breite also deine Flügel aus und fliege. Gleichzeitig wirst du durch die neuen Perspektiven den Platz finden, an dem du sicher und geborgen landen kannst.

In der Ahnenebene:

Aus deiner Ahnenebene erreichen dich die Ordnungsrufe.
Was willst du schon erreichen, wenn du ganz allein dastehst?
Was werden die Leute sagen?!?

Es gibt einen starken Impuls zur Gruppenzugehörigkeit in deinem Ahnenfeld bei deinem Thema. Man kann sich vorstellen, dass es auch früher für Irritationen gesorgt hat. Ist dir jemand bekannt, der ähnliche Themen in seinem Lebensweg verfolgte?

Wir müssen uns in unseren heutigen Lebensverhältnissen aktiv klarmachen, wie lebensbedrohlich damals ein Ausscheren aus der Gruppe sein konnte. Wir wissen das zwar intellektuell, aber wie es sich anfühlt, mit dem Tod bedroht zu werden, weil man „anders“ ist, gehört im Moment nicht zu den Problemen. Leider gibt es viele Gegenden der Welt, in der solches Ausscheren auch heute noch vernichtend ist.
Vor solchen Erfahrungen möchte dich dein Ahnenfeld warnen.
Die Angst vor der Schutzlosigkeit will sich breit machen und du musst deine eigenen Erfahrungen erklärend dagegen setzen.
Verstehe die Enge, in der sich deine Ahnen bewegen mussten.

Auf der Torwächter-Position:

Dein Problem scheint von dir zu fordern, deine Komfortzone zu verlassen. Du versuchst vielleicht, einen Kompromiss zu erreichen, indem du dem „vertrauten Gänsemarsch“ deiner Gruppe folgst und dabei kleine Nischen für dich und die Verwirklichung deiner Frage findest. Aber ist das wirklich die Lösung?
Die Graugans als Torwächter weist dich darauf hin, dass die Befürchtung, „verloren zu gehen“, dich entscheidend von einer zufriedenstellenden Lösung deines Themas abhält.

Wer bist du ohne den Rückhalt der Gruppe, die für dein Thema hier bedeutend ist? Was würdest du verlieren, wenn du diese Gruppe verlässt/verlassen musst? Benenne diese Sachverhalte. Überlege weiterhin, ob es andere, für dich passendere Gruppen gäbe.

Es hängt jetzt von deinem Selbstvertrauen ab, wie weit du dich in deine Freiheit hinein wagst. Prüfe, ob dein Körper unbewusst die Angst ausdrückt durch Nackenschmerzen, neu auftretende Sehschwäche oder Panikgefühle in Verdauung oder Kreislauf. Angst zeigt sich oft zuerst körperlich, weil unser Unterbewusstsein die Folgen unseres Handelns und Denkens viel schneller beurteilt als unser Tagesbewusstsein. Beginne, deine Körpersymptome „lesen“ zu lernen. Übersetze diese Angstsymptome und mache dir deine Handlungsfreiheiten bewusst.

Entweder beginnst du deinen Fähigkeiten zu vertrauen oder aber die Angst zwingt dich, alles beim Alten zu lassen.
Nimm es dir nicht übel, wenn die Zeit noch nicht reif ist, „deine" Gruppe zu verlassen. Möglicherweise ist dein erster Schritt einfach nur die Bewusstwerdung dieser Verhältnisse. Halte dich dann in der vertrauten Ordnung auf und genieße die Sicherheit ganz bewusst. Sei aufmerksam, wann der richtige Zeitpunkt kommt, einen Schritt in die neue Richtung zu gehen.

In der Seelenebene:

Es gibt zwei Möglichkeiten von Gefühlsbeeinflussung, die dich bei deiner Frage aus der Seelenebene erreichen.

Entweder wurde eine (lebensbedrohliche?) Schutzlosigkeit erlebt, weil die Individualität zum Ausdruck gebracht wurde.
Die Folgen dieses Handelns waren so prägend, dass bis heute sofort die Alarmglocken klingen.
Oder es wurde „brav" dem Diktat der Gruppe gefolgt, im Gänsemarsch, aber ohne innere und äußere Freiheit - und gleichzeitig wurden die Sehnsüchte, dein derzeitiges Thema betreffend, unterdrückt und verneint.
Beides ist heute anstrengend, denn es verlangt von dir eine bewusste Entscheidung. Vorher kommst du nur schleppend voran. Entweder bremsen dich die panikartigen Ängste (die sich in den langen Zeiträumen deiner Seelenentwicklung wahrscheinlich aufgebläht haben) oder die Frustrationen und Ordnungsrufe, denen deine Seele lange gefolgt ist.

In der Gegenwart sollst du also bei deiner Frage aktiv mitarbeiten und die Entscheidungen verstehen, die den Seelenweg dieses Themas prägten. Nimm es wahr und beurteile es anhand der heutigen Weltentwicklung. Selten hatten Menschen so viele Möglichkeiten wie jetzt, um sich Ideologien und Gruppenzwängen zu entziehen. Trenne deine Person von überkommenen Meinungen, die es über dein Thema - auch in dir -

noch gibt. Nimm dir die Freiheit, wenn es dir möglich ist.
Finde Schutz durch die Öffentlichkeit und die Möglichkeit, dich mit der ganzen Welt zu vernetzen.
Finde den Weg in die Heimat, in der du fraglos willkommen sein wirst.

Lösungsweg:

Du bist ein Menschenkind und gehörst dazu.
Lerne, dir selbst zu vertrauen.
Deine Angst, verloren zu gehen, ist archaisch.
Nimm sie wahr, aber lasse sie auch ziehen.

Zoologie:

Die Graugänse gehören zur Familie der Entenvögel und der Gattung Feldgänse. Hausgänse sind domestizierte Graugänse.
Das Gefieder der Graugans ist verhältnismäßig hellgrau mit schwarzen Flecken. Durch die Anordnung der Federn entsteht ein streifiger Eindruck. Schnabel und Füße sind orangefarben.
Es wird eine Körperlänge bis zu neunzig Zentimetern erreicht, die Flügelspannweiten bis zu 180 Zentimetern und das Gewicht bis zu vier Kilogramm. Männliche Graugänse sind schwerer und größer als die Weibchen.
Der typische V-förmige Vogelzug der Graugänse wird seltener. Wenn sie genug Nahrung finden, bleiben die Graugänse an ihrem Brutort. Diese sind in ganz Nord- und Osteuropa bis nach Asien. Die Überwinterungsorte befinden sich in Südeuropa.

Graugänse haben ein reichhaltiges Repertoire an Lautäußerungen, die sogar individuell unterscheidbar sind. Manche Vögel scheinen sich regelrecht zu unterhalten. Auch Familienmitglieder erkennen einander am Ruf.
Graugänse gehen lebenslange Partnerschaften ein und leben gern in großen Schwärmen.

Es wird ein loses Nest im Ried gebaut, im Frühjahr werden vier bis sechs Eier gelegt. Das Weibchen brütet allein. Nach vier Wochen schlüpfen die Küken und werden zwei Monate lang aufgezogen. Dabei wurden regelrechte Kindergärten beobachtet, die Gänse beaufsichtigen die Küken gemeinsam.

Sie erreichen ein Alter bis zu achtzehn Jahren.

Ihr bevorzugtes Habitat sind Seen mit Ried und angrenzenden Wiesen. Sie ernähren sich von Gräsern und Kräutern, die sie teilweise regelrecht ausgraben. Auch im flachen Wasser suchen sie nach Pflanzen.

Den Griechen und Römern waren Gänse heilige Vögel verschiedener weiblicher Gottheiten. Auch bekannt sind die „Wachgänse" des Kapitols in Rom. Das hielt allerdings die Römer nicht davon ab, die Methode des „Stopfens" zu erfinden, bei der einer Hausgans die Leber durch äußerst reichhaltige und zwangsweise zugeführte Nahrung verfettet wurde. Diese Praxis ist in vielen Ländern noch heute verbreitet, Gänseleberpastete gilt als Delikatesse. In Deutschland ist dieses Verfahren verboten, allerdings nicht der Verkauf von solchen Pasteten.

Das Verhalten der Graugans wurde von Konrad Lorenz systematisch erforscht. Wichtige Erkenntnis war z. B. die Prägung des schlüpfenden Kükens auf das erste Lebewesen, welches es erblickt.

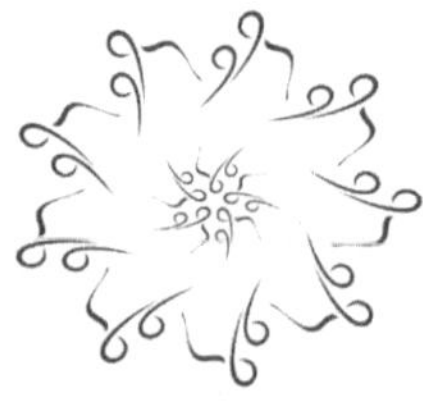

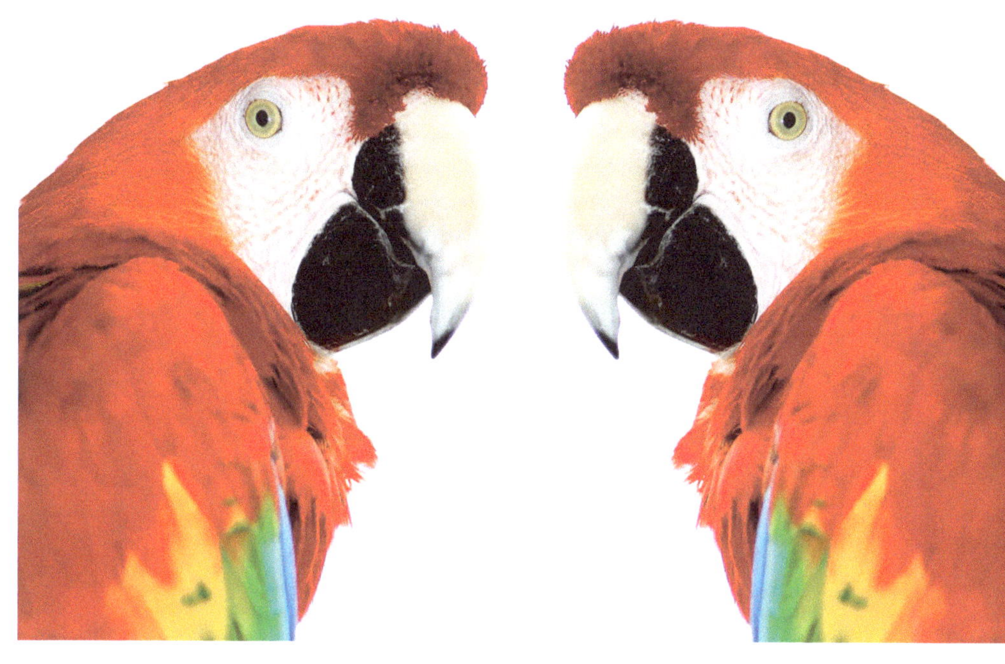

Ara macao - Papagei - Hellroter Ara
Gaukler - Freiheit durch Selbstausdruck

- Fühlt sich nicht in diese Welt gehörig
- Große Individualität, bunter Vogel
- Starker Wunsch nach Kommunikation...
- Ist aber ständig „kommunikations-behindert"
- Grenzverlauf in Kommunikation
- Trägt eine Maske, hält die Wahrheit zurück
- Hat das Gefühl, sich ständig zu blamieren
- Suche nach dem authentischen Ich

Kommunikation bedeutet Austausch. Wörtlich aus dem Lateinischen übersetzt bedeutet communicatio auch Mitteilung, teilen, etwas gemeinsam machen.

Ein Austausch, eine gemeinsame Tat ist also auf jeden Fall eine gegenseitige Erfahrung. Das Ziel ist die Verständigung zwischen verschiedenen Wesen.

Informationen werden auf mehreren Wegen transportiert:

- Über die Sprache. Der Nachteil ist stets das Vorhandensein vieler verschiedener Sprachen, sodass sich der Austausch auf diejenigen beschränkt, welche die gleiche Sprache sprechen.
- Über Symbole, Gesten, Abstraktionen. Hierhin gehören die „Geheimsprachen" der Mathematiker, Chemiker oder Informatiker, die über ihre Materie kommunizieren können, auch wenn sie aus verschiedenen Ländern stammen. Hierzu gehört aber auch die Kommunikation mit zum Beispiel Tieren. Die fauchende Katze gibt eindeutige Informationen weiter. Jeder Hundebesitzer hat mit seinem Hund seine spezielle Verständigung.
- Über die persönliche Art während der Kommunikation. Die Stimmlage, auch die „Stimmung" des Sprechenden, sein Dialekt oder andere Abweichungen von der Norm verursachen beim Kommunikationspartner eine Reaktion.

Man kann immer nur im Rahmen seiner Möglichkeiten kommunizieren. Eine fremde Sprache verhindert tiefergehende Mitteilungen, obwohl sich ein wohlwollender Austausch auf der nonverbalen Ebene ergeben kann. Ein beschädigter Sprechapparat zwingt zu auffälligem Ausdruck, auch wenn die Sprache inhaltlich korrekt benutzt wird.
Es sind also die Reaktionen des Gegenübers, die entscheidend dazu beitragen, ob eine Kommunikation gelingt.

Was passiert, wenn man ein dringendes Bedürfnis hat und sich nicht verständlich machen kann?
Banales Beispiel:
Man muss unbedingt zur Toilette, befindet sich aber mitten in einer chinesischen Großstadt und niemand versteht die Gesten und Worte, die man benutzt. Das könnte peinlich werden… .
Überträgt man den Gefühlsgehalt solcher Erlebnisse auf die prägenden Kinderjahre, kann man Ähnlichkeiten finden. Der kleine Mensch hat nur

sehr begrenzte Möglichkeiten, sich auszudrücken.
Werden seine Bedürfnisse verstanden?

Selbstverständlich wird aus solchen Situationen erst dann ein Problem, wenn sich eine schamvolle Erfahrung damit verbindet. Ausgelacht zu werden gehört zu den schlimmen Erfahrungen eines Kindes. Nicht immer hat das Kind jemanden an seiner Seite, der seine Würde wiederherstellt und den Selbstwert nährt. Die Scham darüber, ausgelacht zu werden, brennt sich tief in das Bewusstsein ein und jeder Mensch tut sein Leben lang restlos alles, um eine Scham, die er erlitten hat, niemals wieder erleben zu müssen. Scham hat eine unerträglich starke Energie!

Mit einer Ara-Resonanz hat man bei einer Kommunikationsbehinderung die Flucht nach vorn ergriffen. Anstatt sich in ein Mauseloch zu verkriechen, versucht man hier mit forcierter Kraft, den Austausch zu erzwingen. Dass man dabei an Authentizität verliert, liegt in der Natur der Sache. Man versucht die Muster der Anderen zu entdecken und zu benutzen, um endlich die ersehnte Kommunikation haben zu können. Das zugrunde liegende Kommunikationsproblem bleibt dabei ganz unberührt.

Auf das Gegenüber wirkt das Ganze ziemlich aufgesetzt.
Je nach Stimmungslage und menschlicher Reife wird man den „Ara" auslachen, ignorieren, beschimpfen oder, wenn es gut steht, versuchen, ihn zu verstehen.

Tatsächlich ist hier eine erstaunliche Parallele zur Kommunikation des echten Ara-Vogels:
Unter Seinesgleichen gibt es keine Schwierigkeiten, der Ara „spricht" die Arasprache perfekt. Aber unter Menschen befindet er sich in unnatürlicher Umgebung und obendrein im Stress der Gefangenschaft. Er ist fundamental nicht in der Lage, mit den Menschen zu kommunizieren. Aus schierer Langeweile und Bewegungsnot der Käfighaltung (ein Vogel will fliegen!) beginnt er, die Laute seiner Umgebung nachzuahmen. Mancher Mensch glaubt nun aber, dass der Vogel „seine" Sprache benutzen möchte.

Wie sieht es bei der „innerartlichen" Kommunikation zwischen Menschen aus?

Für ein Kind ist es fundamental wichtig, sich verstanden zu fühlen. Nur dann ist die Welt sicher, nur dann gibt es die Gewissheit, dass Bedürfnisse erfüllt werden. Die Kommunikation des Neugeborenen ist perfekt auf dieses Bedürfnis eingestimmt: alles an ihm ruft bei den Erwachsenen Fürsorge und Zuwendung auf, solange sie nicht selbst traumatisiert wurden.
Die Wunden entstehen im Laufe des Lebens durch Missverständnisse, weitergereichte Glaubenssätze und Ideale, die äußeren Umstände oder schlicht durch Unfähigkeit, sich in das Kind einzufühlen.
Erwachsene kommunizieren unbewusst immer noch in der Art, wie sie sich als Kind sicher fühlen konnten.
Das muss nicht unbedingt auf „Ara-Art" geschehen.

In dem Maß, wie man sich als Erwachsener mit seinem inneren Kind ausgesöhnt hat, es respektiert und heilt, soweit einem dies möglich ist, in diesem Maß wird man frei, die Kommunikationswege zu gestalten.
Je nach Situation kann man eine angemessene Art des Selbstausdrucks nutzen.

Wenn die Kommunikation nicht frei ist, sondern sich in einer unerlösten Ara-Resonanz befindet, ist Scham und die Vermeidung dieser Scham das hauptsächliche Gefühl bei der Kommunikation mit anderen Menschen.

- Stottern und Stolpern sind Sprechdefekte, die man mit Logopädie behandelt. Der Stotternde ist gezwungen, sehr bewusst mit seiner Sprache und seinen Gefühlen umzugehen, um das verhasste Stottern zu verhindern. Spontaneität kann gefährlich sein.
- In Abhängigkeit von der dominierenden Umgebung lebend kann es sehr bedrohlich sein, sich spontan zu geben.
  Man trägt die Maske, mit der man unauffällig bleiben kann, hat aber natürlich trotzdem den Wunsch nach aufrichtiger Kommunikation.

- In seinen Fähigkeiten blamiert worden zu sein, noch dazu öffentlich, wird mit einer Ara-Resonanz zu clowneskem Verhalten führen.
  Die Scham wird durch auffälliges Verhalten kaschiert.
- Bei großer Angst vor unberechenbaren Reaktionen ist es eine besondere Strategie, ganz nah an das Gegenüber heranzugehen, praktisch mit ihm zu verschmelzen, um jeder Aggression vorzubeugen.
- Es kann zur Gewohnheit werden, sich selbst und der Umgebung vorzugaukeln, dass man nun mal so ist, wie man ist. Hinter auffälligem Verhalten steckt oft genug die Traurigkeit, anders gar nicht wahrgenommen zu werden.

Die Lösung solcher Ara-Strategien liegt in der Aufdeckung und Erlösung der erlittenen Scham.
Sich einzugestehen, dass man ganz unschuldig entblößt, beleidigt oder verletzt wurde, ist ein anstrengender, aber genesender Weg.
Einen wachen Blick auf die Angst zu lenken ist der erste Schritt. Die grundsätzliche Unschuld eines kleinen Kindes anzuerkennen und ihm das Recht auf seinen - vielleicht anders als gewünscht gearteten - Selbstausdruck zu geben beweist dem Inneren Kind, das endlich jemand hinter die Fassade schaut. Wenn genug Vertrauen entstanden ist, darf der Kampf um den „richtigen" Selbstausdruck aufhören und dieser völlig natürlich geschehen.

In der persönlichen Ebene:

Die Handlungsfreiheit bei deinem Thema reicht so weit, wie dein Wunsch nach Selbstausdruck sich dem Druck deiner Umgebung beugt. Wie weit verleugnest du dabei deine wahre Art? Sprichst du ohne Rücksicht auf die Folgen? Verlierst du dich, wenn es um dein Thema geht? Oder bist du es gewohnt, dich stark zu kontrollieren, um keine Fettnäpfchen zu bedienen?
Um deine Frage zum Erfolg zu führen ist es gut, einen Moment innezuhalten. Die Freiheit deines Selbstausdrucks für deine Frage verlangt nach

der Suche, was dir in deiner Thematik peinlich sein könnte, wovor oder wofür du dich schämst.
Wenn du über diese Zusammenhänge lieber nicht nachdenken möchtest, könnte es passieren, dass du dir „vorgaukelst", alles unter Kontrolle zu haben.

Wenn du probieren möchtest, mehr Freiheit bei deinem Thema zu bekommen, ist es nötig, über Grenzen nachzudenken. Wo überschreitest du in der Kommunikation mit den beteiligten Personen deines Themas Grenzen? Jene deines Gegenüber oder deine eigenen?
Du kannst es daran messen, ob du dich gelassen und sicher fühlst oder ob eine Blamage im Raum steht. Für wen auch immer.
Du musst niemanden besiegen, um Erfolg zu haben. Der Ara spricht von Selbstausdruck ohne Grenzüberschreitungen. Bleibe in deiner Ruhe und warte ab, was durch friedlichen Austausch möglich wird.

In der Ahnenebene:

Gab es einen „bunten Vogel" in deiner Familie, der bei deinem Thema/ deiner Frage aus der Reihe getanzt ist?
Oder beschäftigt sich dein Ahnenfeld damit, die Folgen solchen Tuns zu kaschieren, zu ignorieren oder gar zu verurteilen?
Wie groß schätzt du das Bedürfnis deiner direkten Vorfahren ein, etwas Ähnliches wie du dir gerade wünschst zu erreichen, zu erleben oder zu besitzen? Erreicht dich ihr Wohlwollen bei deinem Vorhaben?
Oder wird dir dringend geraten, nicht so aufzufallen, lieber die allgemein gültige Maske zu tragen und nicht aus der Reihe zu tanzen?
Wieviel Selbstausdruck wird dir spontan gestattet?
Und anschließend ist natürlich entscheidend, was du dazu meinst.
Wirst du dir erlauben, deinen Selbstausdruck zu leben, auch wenn du das Kopfschütteln deiner Ahnen zu spüren meinst?
Oder ist es genau umgekehrt: bei deiner Frage gab es einen Gaukler bei deinen Vorfahren und du musst jetzt extra genau aufpassen, dich nicht zu blamieren? Erlöse die gut verpackte Scham und mache deine Welt so bunt, wie du sie brauchst.

Auf der Torwächter-Position:

Dein Kernproblem bei diesem Thema/dieser Frage ist ein blockierter Selbstausdruck. Vielleicht bist du jetzt empört und verstehst nicht, was das mit dir zu tun haben soll. Der Ara als Torwächter weist aber darauf hin, dass zumindest beim Thema deiner Frage nicht alles, was du von dir zeigst, wirklich dein tiefes Selbst darstellt.
„Darstellt" ist schon ein Teil des Problems. Authentisch du selbst bist du erst dann, wenn du nichts mehr darstellen musst, sondern „einfach" nur du selbst bist.
Aus irgendeinem Grund hast du bei deiner Frage/diesem Thema Stress. Kann sein, dass du diesen Stress so gewöhnt bist, dass du ihn gar nicht mehr bemerkst. Das passiert dann hinterher, wenn du mit dir allein bist und du dich fragst, ob du „was Falsches" gesagt hast, zuviel oder zu laut oder unpassend warst. Hierher passt auch der Spruch, sich „um Kopf und Kragen zu reden", also unbedacht so zu sprechen, dass man sich damit schadet.
Die Lösung liegt hinter dem Stress versteckt.
Zuerst musst du also diesen Stress erstmal wahrnehmen und während du ihn erlebst versuchen, einen Blick dahinter zu bekommen. Wenn du dann wieder allein bist, kannst du die Puzzlestückchen zu einer Geschichte verbinden, die du so oder ähnlich einmal erlebt hast.
Mit großer Wahrscheinlichkeit sind es Erlebnisse aus deiner frühen Kinderzeit. Wovor hattest du Angst? Was wolltest du verhindern?
Die damalige Lösung war ein „aufgedrehtes" Verhalten mit Überschreitung deiner eigenen Grenze. Du bist nach vorn geflüchtet und hast deine Scham oder Angst einfach ignoriert.
Das hat vielleicht gut geklappt und du bist heute in einer sicheren Position. Aber dein Unterbewusstsein erinnert sich sehr wohl an die Kindergefühle und möchte dich immer noch beschützen.
Nur du allein bist in der Lage, solche Zusammenhänge deinem eigenen Unterbewusstsein zu erklären. Fühle die frühere Realität und vergleiche sie mit der Gegenwart.
Beginne „schamlos" dein authentisches Ich zu präsentieren.

In der Seelenebene:

Mit dieser Frage erreichen dich Impressionen von „höfischem Verhalten": die Kommunikation läuft in sehr festgelegten Bahnen quasi rituell ab. Als ob man einem Kodex gehorchen muss, um ernst genommen zu werden, um Teil der Gruppe sein zu können. Sei es in früheren Zeiten, sei es in der Gegenwart, es existiert jedenfalls ein Widerstreit in dir zum Thema Selbstausdruck.

Du bist geneigt, ins andere Extrem zu fallen und als eine Art Gaukler nur noch den freien Ausdruck, die individuelle Kreation oder die Spontaneität anzuerkennen. Aber wenn du genau hinschaust, erkennst du in solchem Verhalten auch wieder die Maske. Sie verdeckt die Frustrationen durch die Behinderung des freien Ausdrucks. Weder das eine Extrem noch das andere sind geeignet, wirklichen Austausch zwischen Menschen herzustellen.
Wo ist die ruhige Mitte?
Lerne, Masken als solche zu erkennen. Lasse den Anderen ihre Masken, auch wenn du meinst, sie zu durchschauen.
Definiere deinen Selbstausdruck bei deinem Thema nur über dich selbst und deine tatsächlichen Bedürfnisse, nicht nach den Maßstäben deiner Umgebung.

Lösungsweg:

Lass Gut und Böse die Schwerter niederlegen.
Es sind die Farben dieser Welt.
Es geht nie um Sieg, sondern um das Ende der Scham.

Zoologie:

Der Hellrote Ara aus der Familie der Eigentlichen Papageien ist in Mittel- und Südamerika heimisch. Es leben stets Schwärme von zwanzig bis dreißig Tieren zusammen. Trotzdem bestehen lebenslange monogame Verbindungen, das Paar entfernt sich zur Paarungszeit von seiner Gruppe.
In einer Baumhöhle wird ein Nest gebaut und zwei bis vier Eier gelegt. Nach rund vier Wochen schlüpfen die Küken und bleiben noch bis zu vier Monate im Nest. Beide Eltern kümmern sich gemeinsam um ihre Jungen. Nach etwa zwei Jahren sind die Kleinen geschlechtsreif.
Die größten Gefahren für den Nachwuchs sind Katzen und Greifvögel und selbstverständlich der Mensch.

Alle Arten von Aras variieren stark in Größe und Farbe, die Körperform ist aber stets typisch aufrecht und alle haben einen sehr kräftigen Schnabel. Arttypisch ist auch der sogenannte Kletterfuß mit je zwei Zehen vorn und hinten.
Der Hellrote Ara ist insgesamt leuchtend rot gefärbt mit blaßblauen und gelben Deckfedern. Die Iris ist hellgelb, Füße und Schnabel sind grau. Sie erreichen Körpergrößen bis neunzig Zentimeter und Gewichte bis zu einem Kilogramm.

Sie ernähren sich von Früchten, Beeren, Knospen, Nüssen und Samen. Mit ihrer speziellen Schnabelform können sie Nussschalen aufknacken. Die Zunge ist sehr geschickt und muskulös.
Den Papageienvögeln wird eine Intelligenz ähnlich jener der Rabenvögel zugeschrieben.

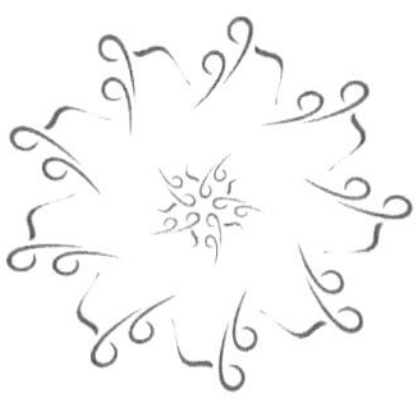

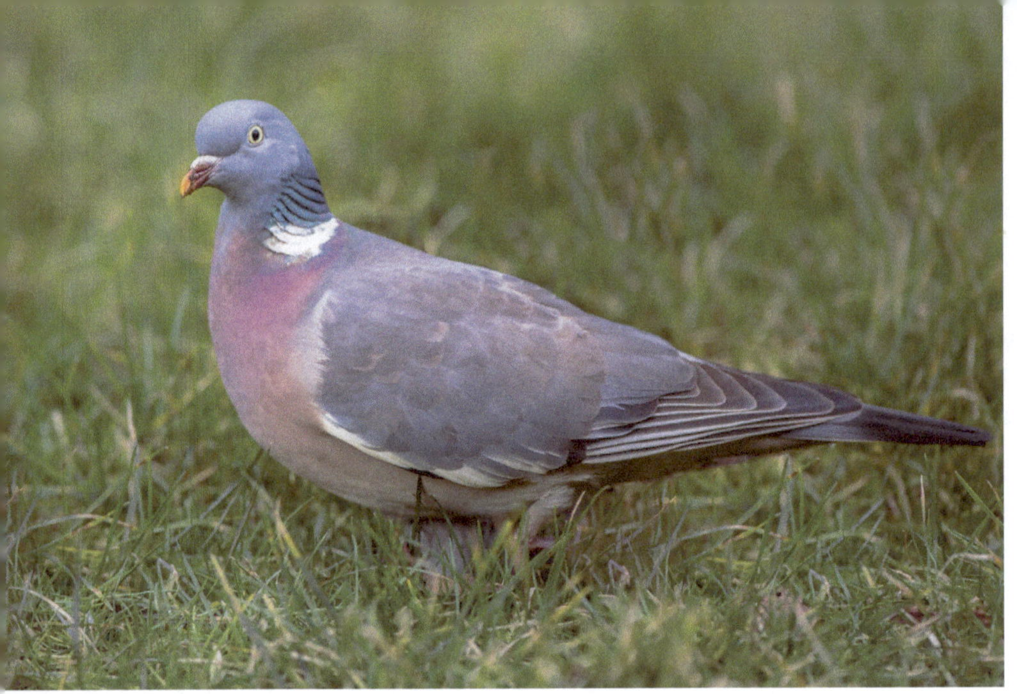

Columba palumbus - Ringeltaube

Selbstlosigkeit - Freiheit durch Mut

- Leidet an der Härte der Welt
- Wünscht sich hoffnungslos Frieden
- Die eigene Hilfsbereitschaft wird ständig ausgenutzt
- Fühlt sich völlig passiv, wehrlos, ausgebeutet
- Unbewusste Verdrängung durch übergroßen Verlust
- Was war dir eigentlich mal wichtig?
- Tief sitzender Ärger mit großer Aggression
- Rückzug scheint der einzige Weg
- Selbstlosigkeit

Selbstlosigkeit wird als hoher moralischer Wert angesehen. Ein selbstloser Mensch opfert stets Zeit oder Energie und nimmt Rücksicht auf andere. In religiösen Bezügen gilt tätige Nächstenliebe als Ausdruck der Selbstlosigkeit und wird der Nachfolge im Glauben gleichgesetzt.

Menschen, die sich um andere kümmern, erlangen auch eine Art von Gewinn. Sie wissen sich auf der „richtigen" Seite und bekommen Wertschätzung für ihr uneigennütziges Verhalten. Aber rundherum sieht man viele Beispiele von erfolgreichen und beliebten Menschen, die sich vor allem um ihr eigenes Wohl kümmern. Scheinbar macht nur Egoismus reich, Selbstlosigkeit ordnet den Trieb nach materiellem Gewinn dem Wohl der Mitmenschen unter.

Wie entsteht Selbstlosigkeit? Man kann sie nicht „machen" oder imitieren. Für manche Menschen stellen materielle Errungenschaften oder angesehene gesellschaftliche Positionen keinen besonderen Wert dar. Sie sind mit einer seelischen Entwicklung beschäftigt, die ihr selbstloses Potential auslotet. Solche Menschen leiden nicht einfach an der Welt mit ihren Ungerechtigkeiten, sondern versuchen aktiv diese zu verändern. Manchmal ist es auch einfach Zufall, dass man selbstlos handelt, es entsteht aus dem Moment und man fragt sich hinterher vielleicht selbst, was da passiert ist.

Eine erlöste Selbstlosigkeit ist im Frieden mit sich und dem, was sie tut. Uneigennütziges Handeln befriedigt. Man will nichts von den Anderen dafür zurückbekommen.

Aber ist nicht häufig die Selbstlosigkeit ein Mittel zum Zweck?
Welche Gefühle werden durch selbstloses Verhalten eigentlich überdeckt?

Die Selbstaufopferung nährt sich von Dank und Zufriedenheit der Beschenkten. Diese sind dann auch erstmal ungefährlich. Für die Dauer ihrer Zufriedenheit stellen sie keine Gefahr dar.

Welche Gefahren sind hier gemeint?
Demütigung, auch sexuell durch gefühlskaltes Benutzen. Gewalt durch körperliche oder verbale Angriffe. Jeder Zwang, der durch ein Machtgefälle entsteht. Jede Abhängigkeit kann ausgenutzt werden und einer schwächeren Person Schaden zufügen.
Befindet man sich also in einer schwächeren Position und ist obendrein von seinem Naturell her nicht aggressiv veranlagt, stellt Selbstlosigkeit ein funktionierendes Werkzeug dar, um sich vor Angriffen zu schützen. Im Wort ist aber schon das Problem enthalten: ohne Selbst zu sein.

Wie viel von der eigentlichen Persönlichkeit geht in diesem Verhalten unter? Welche Begabungen liegen brach, welche Lebenswege werden verbogen und wieviel Schmerz verbirgt sich ganz tief im Unterbewusstsein?

Denn ein Verhalten, dass man annimmt, um etwas anderes zu verhindern, ist niemals im Frieden mit der Gesamtpersönlichkeit.
Man unterdrückt ja geradezu sein eigentliches Selbst und wird „selbstlos".

Wie geht es einem Kind, das sich vor Schmerzen und Angst schützen muss? Schlimm genug, dass es dies tun muss. Beispiele dafür finden sich leider zur Genüge. Als Erwachsener wird das eigene Innere Kind stets laut warnen, wenn es um Selbstverteidigung, Aggression oder Durchsetzungsvermögen geht.

Der unerlöste seelenhomöopathische Zustand der Ringeltaube beschreibt sehr gut diese Folgen der Selbstlosigkeit.
Ausgenutzt zu werden und sich nicht dagegen wehren zu können ist der Kern des Mittels. Die unterdrückten Gefühle von Ungerechtigkeit, Wut oder Schmerz können in keiner Weise zum Ausdruck gebracht werden. Man träumt von Frieden und Liebe, gleichzeitig rebelliert natürlich der vitale Teil des Unterbewusstseins gegen die permanente Unterdrückung.
Die Ringeltaube hat einen starken Bezug zum Hervorwürgen von Nahrung. Der Nachwuchs wird mit einer sogenannten Kropfmilch ernährt. Mit einer Resonanz zur Ringeltaube werden Gefühle „ausgekotzt" oder hochgewürgt. Auch Kopfschmerzen durch Unterdrückung dieser Vorgänge sind typisch. Schamgefühle durch demütigende Erfahrungen lähmen auch die vitalen Funktionen der Schöpfungskraft. Diese manifestiert sich im Beckenboden in den beiden unteren Chakren. Es entstehen diverse Dysfunktionen durch mangelnde Abwehrkräfte: zum Beispiel häufige Infektionen im Urogenitalbereich, Blockaden der Sexualkraft, Zeugungs- und Gebärprobleme.

Helfen würde das authentische Ausdrücken der tiefsitzenden Aggressionen. Leider muss vorher die Angst besiegt werden - und da beisst sich die Katze in den Schwanz.

Ein erlöster Columba-Zustand entsteht durch Mut.
Mut zur Auseinandersetzung mit den schrecklichen Gefühlen von Scham, von Angst und Hilflosigkeit und den Aggressionen auf die Peiniger, die nicht einfach von selbst verschwinden. Das entspricht erstmal gar nicht dem landläufigen Bild von der Friedenstaube. Aber Frieden wird niemals durch Unterdrückung geschehen. Der Frieden wartet hinter der mutigen Entlarvung der unterdrückten Gefühle.
Dann kann aus der Taube ein Phönix werden, der sich aus der verbrannten Asche erhebt und den sehnsüchtig gewünschten Frieden erstmals wirklich verschenken kann.

In der persönlichen Ebene:

Du möchtest ein Problem lösen, du brauchst Handlungsfreiheit bei einem bestimmten Thema. Nun, du wirst es nicht durch Selbstlosigkeit aus der Welt schaffen.
Gerne möchtest du es vielen Beteiligten recht machen. Freundlichkeit und Hilfsbereitschaft sind für dich - jedenfalls bei diesem Thema - wichtige Werte.
Aber was hast du bisher damit erreicht?

Wenn du realistisch in die Welt schaust wirst du feststellen, dass diese Eigenschaften nicht allgemein verbreitet sind, auch wenn gerne das Gegenteil behauptet wird. Die Freundlichkeit reicht meistens nur bis an den Punkt, an dem der Andere in seiner Komfortzone beeinträchtigt wird.
Das ist dir natürlich auch schon aufgefallen ...
und du würdest gern ein Zeichen setzen, dass es auch anders geht.
Was erreichst du mit diesem Verhalten für dein eigenes Thema?

Die Taube spricht an dieser Stelle davon, dass es in deinem Unterbewusstsein reichlich Aggressionen gibt, die nur deshalb nicht bewusst werden, weil auch Angst und Demütigung im Spiel sind. Was musstest du opfern?
Deine Unschuld? Die Integrität deiner Absichten? Was hat dich bedroht?
Immer bezogen auf dein Thema, nicht vergessen!

Um hier wirklich in deine Handlungsfreiheit zu kommen, brauchst du den Mut, genauer zu fühlen. Rede dir das Verhalten deiner Umgebung nicht schön. Traue dich, dir deine eigentlichen Bedürfnisse - erstmal vor dir selbst - einzugestehen.
Wenn du anschließend wahrnimmst, wie wenig du dabei unterstützt wirst, solltest du beginnen, dich dagegen zur Wehr zu setzen.
Und sollte es dir schon lange ähnlich ergehen, darfst du deine Kindheit unter die Lupe nehmen und auch das Verhalten deiner Familie untersuchen.
Beginne damit, nicht mehr selbst-los zu sein.

In der Ahnenebene:

Welche Werte werden in deiner Familie zu dieser Frage hochgehalten?
Wie wird dein Thema im Familienkreis bewertet? Möglicherweise wird der Selbstlosigkeit ein hoher Stellenwert gegeben. Durch religiöse und kulturelle Dogmen haben die Menschen noch bis vor kurzer Zeit starre Rollenmuster gehabt. Durch Abhängigkeiten war Ausbeutung allgegenwärtig, nur sehr

wenige Personen waren davon ausgenommen. Die Selbstlosigkeit wurde in ihrer Bedeutung völlig überhöht, um diese Verhältnisse ertragen zu können. Heute ist - leider nur in unserem Kulturkreis - der Mut zum eigenen Selbst nicht mehr lebensgefährlich. Du darfst deine Meinung auch gegen deine Umgebung vertreten, ohne dafür bestraft zu werden. Wenn starke Aggressionen spürbar werden, darfst du nachforschen, ob in deinem Ahnenkreis bei dieser Frage jemand besonders schwer unter Ausbeutung leiden musste.

Zeige ihnen deine Freiheiten. Löse dich von den moralischen Werten einer unterdrückten Vergangenheit. Dadurch wirst du nicht automatisch unhöflich oder überheblich. Führe dein Thema in eine Erfüllung durch den Mut zum Selbst.

Auf der Torwächter-Position:

Ohne Mut wirst du deine Frage nicht lösen können. Ohne Mut verschwindest du hinter der Selbstlosigkeit. Der Mut, sich unbequemen Gefühlen zu stellen, ist der Torwächter deiner Frage.

Bisher hast du dich hinter einem zugewandten Verhalten versteckt. Du bist freundlich und hilfst gerne. Was bekommst du für dich? Wieviel Zeit vergeht, in der du dein eigenes Thema entwickeln könntest? Könntest du manchmal kotzen vor Spannung? Oder platzt dein Schädel, nachdem du mal wieder zuviel gegeben hast?

Es ist verständlich, an den Ungerechtigkeiten und Brutalitäten dieser Welt zu leiden. Du wirst aber nicht zu ihrer Lösung beitragen, indem du besonderes Wohlverhalten zeigst. Mit Freundlichkeit werden keine Diktatoren entmachtet. Was hier gebraucht wird, ist ein entschiedenes NEIN zu jeder Form von Ausbeutung. Auch zur Selbstausbeutung!

Tauche tief ein in deine verborgenen Aggressionen. Nur weil du aggressive Gefühle hast, bist du noch kein Ausbeuter. Nimm deine tief innerliche Freundlichkeit mit in die Erforschung der zornigen Not deines Unterbewusstseins. Sei selbstlos liebend zu dir selbst! Dann formt sich dein wahres Selbst - bei diesem Thema oder auch ganz generell.
Der Kampf endet dann, wenn du klare Grenzen in dir und um dich ziehen kannst.

In der Seelenebene:

Bist du ein Opfer der Verhältnisse oder kannst du bei deinem Thema leidenschaftlich sein?
Bekommst du Kraft aus deiner Seelenerinnerung oder die Aufforderung, nicht so sehr aufzufallen?
Scham und Ekel mischen sich zu Verdrängung deines Selbst - was deine Frage angeht. Es scheint, als ob du noch niemals mit diesem Thema zu tun hattest - welch ein Irrtum. Zu tief verborgen liegen die Erfahrungen von Hilflosigkeit und Ausgeliefertsein.

Nimm deinen Mut zusammen und schaue der Angst ins Gesicht. Es ist alles lange vorbei! Nur in dir liegen die schlimmen Erinnerungen noch gefangen. Erlöse sie, lasse sie frei. Und ja, dafür braucht man Mut.
Dieser Mut entsteht auch dadurch, dass man beginnt, die Dinge bei ihrem wahren Namen zu nennen. Viel zu lange wurden Ausbeutung und Machtverhältnisse durch ominöse Vorgaben aus vermeintlich heiligen Traditionen gerechtfertigt. Das ist Blödsinn!
Alle Menschen sind gleich wichtig und gut. Alle haben das gleiche Lebensrecht und niemand hat über andere zu bestimmen. Bis wir als Menschheit in diesem Zustand ankommen, ist wohl noch ein Stück Weg zu gehen. Und wenn wir dann noch die Tiere aus den gleichen Machtverhältnissen erlösen, werden Jubelklänge zu hören sein. Bis dahin:
Werde du das Selbst, das daran mitarbeiten kann. Frieden durch Mut und Freiheit durch Selbstverwirklichung ist die Botschaft aus deiner Seelenebene.

Lösungsweg:

Werde zum Phönix … lerne von ihm … bewege dich.
Wenn du deinen Weg annimmst und wagst, wieder zu fühlen, wird der Kampf enden.

Zoologie:

Ringeltauben gehören zur Gattung der Feldtauben in der Familie der Tauben. Mit einer Körperlänge von etwa vierzig Zentimetern und einer Flügelspannweite von etwa siebzig Zentimetern sind sie die größte Taubenart in Mitteleuropa.

Das Federkleid ist schiefergrau und blaugrau mit diffus weinroten Brustfedern. Der Schnabel ist orange, die Iris hellgelb. Männchen sind nur geringfügig größer als Weibchen. Der Reviergesang ist ein dumpfes Gurren.

Trotz starker Bejagung gilt die Ringeltaube nicht als gefährdet. In Deutschland dürfen Tauben von November bis Februar bejagt werden.

Sie nisten in Bäumen oder Büschen, Sichtschutz ist ihnen wichtig. Die Nahrung ist überwiegend pflanzlich mit Ergänzungen durch Regenwürmer, Raupen oder Läuse. Zur Nahrungssuche bilden sie gerne gesellige Trupps.
Es bestehen monogame Saisonehen, bei Standorttreue auch Dauerehen.
Je nach Ortsverhältnissen können Ringeltauben im Winter zu Zugvögeln werden oder am Ort verbleiben.
Ihr größter Feind ist neben dem Menschen der Habicht, bei der Kükenaufzucht aber auch Rabenvögel, Nahrungsmangel und schlechtes Wetter.

Ab Ende Februar findet die erste Eiablage statt, es können zwei weitere Brutphasen folgen. Meistens werden zwei Eier gelegt. Die Brutzeit beträgt zweieinhalb Wochen. Nach fünfunddreißig Tagen sind die Nestlinge flugfähig.

Die Nestlinge bekommen vom ersten Tag an pflanzliche Nahrung, aber auch eine spezielle Kropfmilch. Diese entsteht in verdickten Epithelzellen im teHalsbereich. Es bildet sich ein fettiges Sekret aus Wasser, Eiweiß und Fett, mit dem die Nestlinge ernährt werden.

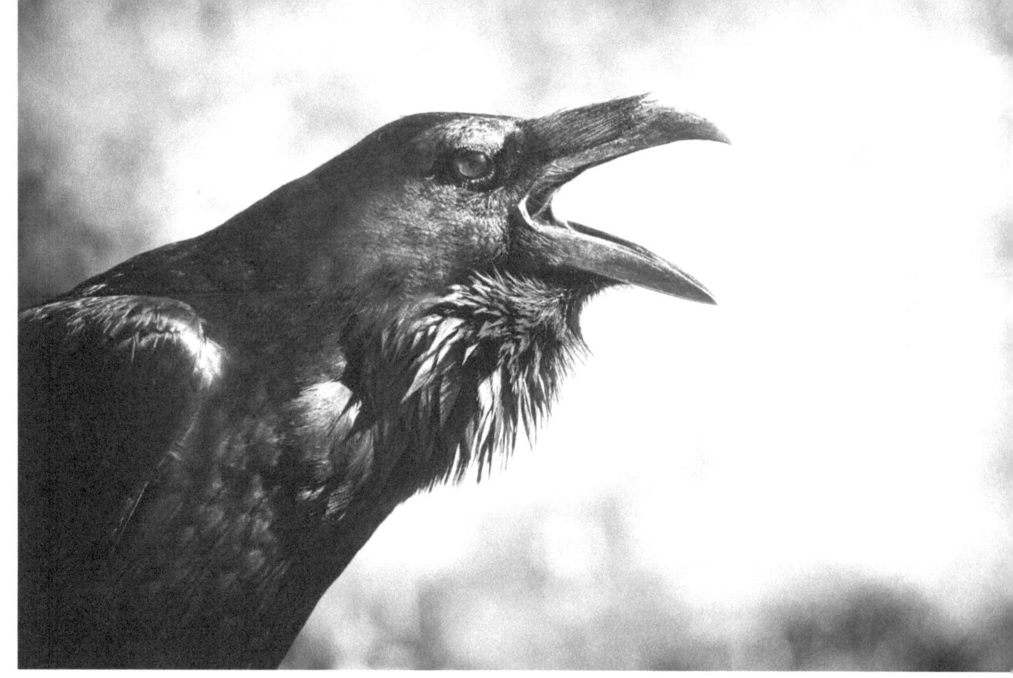

Corvus corax - Rabe

Drang - Freiheit durch Gleichmut

- Polarität der Spiritualität
- Zwischen Schutzbedürftigkeit und gewaltigem Zorn
- Suche/Sucht nach Göttlichkeit - Suche/Sucht nach Körperlichkeit
- Starke Bedürfnisse, enormer Appetit
- Tut das Eine und meint das Andere
- Will unbedingt Neues
- Ist sehr unnachgiebig
- Hass auf Wiederholung alter Strukturen

Halt! möchte man rufen, wenn man beobachtet, wie jemand extremes Verhalten auslebt. Es ist gleichzeitig faszinierend und abstoßend. Selten geschieht solches Verhalten freiwillig. Eine Sucht ist fast immer stärker als der Ruf zur Mäßigung. Aber nicht nur das, was man landläufig als Sucht bezeichnet (Substanzmissbrauch, Verhaltenssüchte), ist hier gemeint.

Auch die „Erstürmung" des Himmels, des Nirvana, kann in Sucht ausarten. Gautama Buddha hat die Selbstkasteiung so sehr auf die Spitze getrieben, dass er irgendwann erkennen musste, auf diese Weise niemals ans Ziel zu kommen. Er setzte sich dann unter einen Bodhi-Baum und tat einfach gar nichts mehr.

Was bringt Menschen dazu, extreme Verhaltensweisen anzuwenden, um ein Ziel zu erreichen? Es existiert in ihnen ein Drang, der stärker ist als Vernunft. Es gibt auch die Überzeugung, nur mit extremen Mitteln das Ziel erreichen zu können.
Ein Substanzsüchtiger hat als Ziel die Befriedigung ungestillter Bedürfnisse.
Ein „Himmelsstürmer" hat eigentlich das gleiche Ziel, nur dass die Bedürfnisse eher spiritueller Natur sind.
Aber wie entsteht der Extremismus, die Sucht?

Auch wenn bei den Drogen der Gegenwart (Rauschmittel, Nikotin, Zucker) die körperlichen Mechanismen der Suchtentstehung genau geklärt sind, wird doch nicht jeder, der sie ausprobiert, süchtig. Und auch wenn man mit inniger Sehnsucht nach dem Göttlichen in sich oder um sich herum sucht, wird man nicht unbedingt zum Fanatiker.
Sucht kommt von suchen. Die Suchtsubstanz war irgendwann einmal geeignet, eine innere Spannung oder qualvolle Leere zu verändern. Die Wirkung der Suchtsubstanz wird lange Zeit als etwas Gutes wahrgenommen. Zugrunde liegt dem Ganzen ein riesiger Drang. Dieser ist mit großer Wahrscheinlichkeit etwas älter als die heutigen Süchte.

Man kann mit einem solchen Drang bereits geboren werden und folgt dann den Energiebahnen, die ein Vorgänger hinterlassen hat. Man kann ebenso gut als Säugling oder Kleinkind in seinen Bedürfnissen frustriert worden sein und hat den Drang zur Befriedigung immer wieder anders zu stillen versucht. Tatsache ist aber, dass ihn nicht alle Menschen gleich stark empfinden.

Ein unerlöster seelenhomöopathischer Corvus-Freiheitszustand zeichnet sich zuallererst durch einen immensen Drang aus. Aber dieser Drang geht immer wieder in entgegengesetzte Richtungen. Es ist wie ein extrastarkes Auto mit viel PS, das den Motor aufheulen lässt. Die Fahrtrichtung ist dem Auto egal. Was aber eingeschränkt wird, ist die Freiheit zu Gelassenheit, zu Ruhe und Besonnenheit. Das starke WOLLEN lässt keinen Raum für vermeintlich langweiliges Gleichmaß. Es geht auch nur noch selten um das eigene Befinden, der Drang hat sich verselbständigt.
Das eigene Ich unterwirft sich seinen Bedürfnissen.

Die Besonderheit des Raben ist der Aspekt der Spiritualität. In jeder Bestrebung, jedem Handeln ist sie eingewoben, aber nicht immer bewusst. Aus ihr entsteht die Absolutheit und auch die Ignoranz gegenüber der körperlichen Befindlichkeit. Der Drang, den „Himmel" zu erstürmen, rechtfertigt scheinbar jeden Exzess. Die Definition von Himmel ist aber sehr individuell. Ein inneres Kind empfindet den Himmel vielleicht dann, wenn es satt und warm geborgen eingekuschelt ist.

Eine erlöste Raben-Freiheit hat diesen Mechanismus durchschaut. Sie kann den absoluten Drang loslassen und die Gegenwart wieder wahrnehmen. Die erlöste Raben-Freiheit sieht die Schäden, die durch das zornige Streben entstanden sind und ist bereit, die enorme Sehnsucht nach der Himmelssphäre zu relativieren. Die erlöste Raben-Freiheit erträgt das Ich, so wie es sich gerade heute fühlt. Man kann innehalten und Bilanz ziehen, was der Drang alles bewirkt hat. Und dann besteht die große Chance, dass der Drang nicht mehr für ferne Ideale verbraucht wird, sondern für das eigene Jetzt, die Heilung von den Folgen der heftigen Triebe und das Erreichen sanften Gleichmuts.

In der persönlichen Ebene:

Bei diesem Thema bist du in einem starken Drang gefangen. Du willst an dieses Ziel und dafür einfach alles geben. Welches Ergebnis deines Themas hat für dich quasi erlösende Aspekte? Wovon möchtest du dich befreien?
Mal angenommen, alles bleibt so, wie es gerade ist: magst du dich dann?
Das Problem mit dieser Raben-Freiheit ist der Drang, sich von dem Punkt zu entfernen, an dem du gerade bist.
Du vermischst den Wunsch nach Erfüllung deiner Frage mit der Ablehnung deines Ist-Zustands. Dadurch schneidest du vitale Teile von der Lebensenergie ab. Im nächsten Moment kann es aber passieren, dass wie ein Gummiband all die aufgewendete Energie sich in ihr Gegenteil verkehrt und du dich von deinem Wunschziel weiter denn je entfernst. Das passiert aber nur, weil du das Jetzt, deinen Ausgangspunkt, nicht haben willst. Du fliehst vor dir selbst.

Freiheit für dein Thema erlangst du durch Innehalten. Erzähle dir selbst, wie es gerade um dich bestellt ist. Höre dir mit Gleichmut zu. Du kannst durch keine Willensanstrengung dich selbst verändern. Das geschieht nur langsam, dafür aber gründlich. Mit Gewaltaktionen ist niemandem dauerhaft gedient. Um den Weg in deine wirkliche Handlungsfreiheit zu finden, nimm dich selbst mit auf die Suche.

In der Ahnenebene:

Wer von deinen Ahnen war bei deinem Thema zu seiner Zeit ein Extremist? Wer ist bis an die Grenzen gegangen und doch nicht glücklich geworden? Möglicherweise kennst du niemanden, der dieser Beschreibung entspricht. Gehe also auf Spurensuche.
Der Rabe im Ahnenfeld erzählt von unbedingtem Drang - immer bezogen auf dein heutiges Thema! - , ebensolche Aspekte wie in deiner Frage zu verwirklichen. Mit quasi religiösem Eifer wurde sich dem Erreichen dieses Themas gewidmet. Das bedeutet natürlich nicht, dass die Person nicht mehr am Familienleben teilgenommen hat.
Aber in diesem Punkt galt nur das „Alles-oder-Nichts".
Egal, ob das Ziel erreicht wurde oder nicht: die Mühe, die gebrachten Opfer an Lebensfreude und Gelassenheit haben sich in dein Erbe eingegraben.
Bei deiner Frage schrillen die epigenetischen Alarmglocken … .

Du bist heute noch aufgerufen, den Druck aus diesem Thema zu nehmen.
Du musst nicht den Himmel erstürmen, du musst nicht perfekt werden.
Du darfst in deinem eigenen Tempo mit gelassenem Gleichmut dein Thema verwirklichen - ohne Drang.

Auf der Torwächter-Position:

Du darfst es nicht zu sehr wollen. Deine Frage ist wichtig für dich, aber du zerstörst den Weg zum guten Ergebnis, wenn du wie ein Bulldozer alle Hindernisse niedermachst. Das hältst du nicht lange durch. Alle anderen vitalen Teile deiner Person wollen auch zu ihrem Lebensrecht kommen. Und diese Balance zu finden ist der eigentliche Torwächter deines Themas.
Der Rabe erzählt an diesem Platz davon, dass du sehr wohl die Fähigkeiten hast, die Schwierigkeiten zu beseitigen. Dein Drang zum Erreichen deines Ziels ist stark genug dazu.

Aber!
Wie bei einem Bumerang fliegt dir der gleiche Drang irgendwann wieder um die Ohren. Du benutzt nämlich genau die Energie, die du überwinden willst.
In deine jetzigen Situation bist du gelangt durch deine Gesamtpersönlichkeit.
In ihr sprechen viele Erfahrungen und viele Bedürfnisse. Alles wird zusammengehalten von einem ICH. Die Kraft dieses „Ich" verwendest du, wenn du mit Hochdruck dein Ziel ansteuerst.

Du wirst dich zwangsläufig im Labyrinth deines Unterbewusstseins verlaufen, wenn du nur dem Bedürfnis nach Lösung hinterher jagst. Werde demütig vor dir selbst. Du kannst nicht einfach einen Teil von dir wegdrängen.

Wenn es dir gelingt, dir von dir selbst zu erzählen und du dann geduldig alles anschauen kannst - ohne zu fliehen! - , wirst du den gangbaren Weg für alle deine Anteile entdecken. Und nur wenn du dich als Ganzes in diesen Weg einbringst, hast du die Chance, am Ziel wirklich anzukommen.
Werde gleichmütig, ohne in Antriebslosigkeit zu verfallen.

In der Seelenebene:

Das Paradies muss erobert werden! Die Ich-Ersterbung, die Egolosigkeit ist das hohe Ziel. Wenn man das erlangt hat, wird sich der göttliche Geist in das Körpergefäß herabsenken und man wird auf ewig in die Gemeinschaft der Seligen aufgenommen.
So oder ähnlich argumentieren die spirituellen Sucher schon immer.
Gleichzeitig wird der Körper, das „triebhafte" normale Leben, als schuldig verdammt. Schuldig an der Trennung vom Himmlischen.
Aber genauso oft werden Exzesse der Triebhaftigkeit gefeiert .... .
Ein Aspekt deiner Frage ruft solche Erfahrungen deiner Seele auf. Alles in dir schreit danach, dieses nicht zu wiederholen. Und es hat recht! Auf diese Weise kommt man nicht ans Ziel.

Spüre den Drang in deiner Thematik und wandle ihn ganz bewusst um. Erkläre das Heute und deinen Ist-Zustand für wertvoll. So und nicht anders bist du aus den Erfahrungen deiner Seele geworden. Mit Drang seid ihr bis hierher gelangt. Was jetzt gebraucht wird, ist Innehalten und Gleichmut. Beginne zu vertrauen, dass auch noch andere Aspekte an deinem Weg mitarbeiten.

Lösungsweg:

Lass dich nieder aus der Flucht und blicke ins Auge der Dinge,
die zusammengehören.
Beginne, von dir zu erzählen und höre dir selbst zu.
Das, was du finden musst - das ist dein ICH.

Zoologie:

Der Kolkrabe gehört zur Familie der Rabenvögel. In seiner Gattung Corvus werden die größeren Vertreter als Raben, die kleineren als Krähen bezeichnet, ohne dass es andere nennenswerte Unterschiede als die Größe gibt.

Die Bezeichnung Kolk ist eine lautmalerische Umschreibung seiner stimmlichen Äußerungen. Dies gilt ebenso für die Artbezeichnungen Rabe und Krähe. Krächzen klingt beim Menschen ganz ähnlich wie beim Raben.
Dabei können Raben sehr viel mehr Laute produzieren als nur ein Krächzen. Sie können Geräusche und Stimmen imitieren und haben untereinander über dreißig verschiedene Lautäußerungen. Vertraute Artgenossen werden zum Beispiel mit deutlich höherer Stimmlage „angesprochen" als Fremde, die mit tiefer Stimmlage beeindruckt werden.

Kolkraben sind mit einer durchschnittlichen Körperlänge von 60 Zentimetern und einer Flügelspannweite von rund 120 Zentimetern die mit Abstand größten europäischen Rabenvögel.
Das Gefieder ist tiefschwarz, der Schnabel sehr kräftig und nach unten gebogen. Beine und Schnabel sind schwarz, die Iris ist dunkelbraun.

Kolkraben sind nicht auf ein bestimmtes Habitat festgelegt.
Auch städtische Räume werden neuerdings besiedelt, nachdem die Gefahr durch den Menschen abgenommen hat. Unterarten von Rabenvögeln leben auf der ganzen Welt.

Sie sind Allesfresser und bevorzugen tierisches Eiweiß. Auch Aas verschmähen sie nicht. Früchte und menschlicher Nahrungsabfall werden ebenfalls gefressen. Sie sind sehr erfinderisch beim Abjagen von Beute anderer Tiere, rauben auch unbeaufsichtigte Nester leer und ärgern deren Besitzer, um sie zum Auffliegen zu bringen.

Die Intelligenz des Kolkraben ist vielfach nachgewiesen worden. Sie wird mit der von Primaten gleichgestellt und bewegt sich also auf dem Niveau eines menschlichen Kleinkindes. Sie erkennen sich selbst im Spiegel und können abstrakte Denkvorgänge bewältigen.

Mit drei Jahren werden Kolkraben geschlechtsreif, sie erreichen ein durchschnittliches Lebensalter von 25 Jahren, bei guter Pflege auch wesentlich länger.

Es werden lebenslange Partnerschaften geschlossen und sie bewohnen dauerhaft ein Revier, dass sie auch verteidigen.
Sie spielen miteinander! Schaukeln, rodeln, balancieren gehört zur „Freizeitgestaltung", die sie gern mit anderen Raben verbringen. Zur Balz gehört füttern, kraulen und kuscheln.

Das Nest wird auf Bäumen oder neuerdings auch auf Hochspannungsmasten errichtet. Zwei bis sieben Eier werden rund drei Wochen lang ausgebrütet, die Küken bleiben für fast sechs Wochen im Nest.
Jungraben suchen sich großräumig ein neues Revier, das hunderte Kilometer weit weg liegen kann.
In Deutschland ist Jagd und Besitz von Kolkraben gesetzlich untersagt.

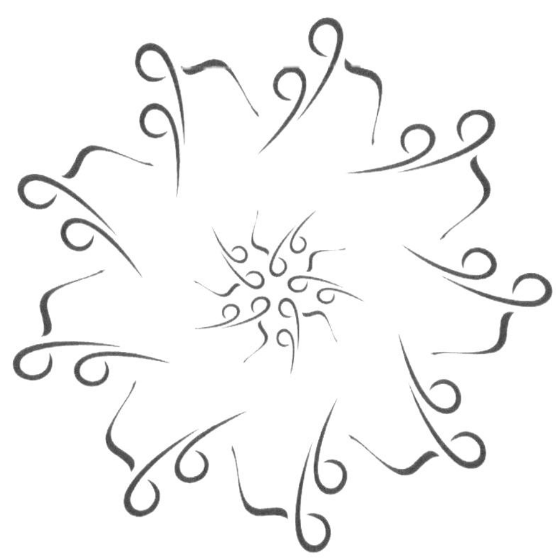

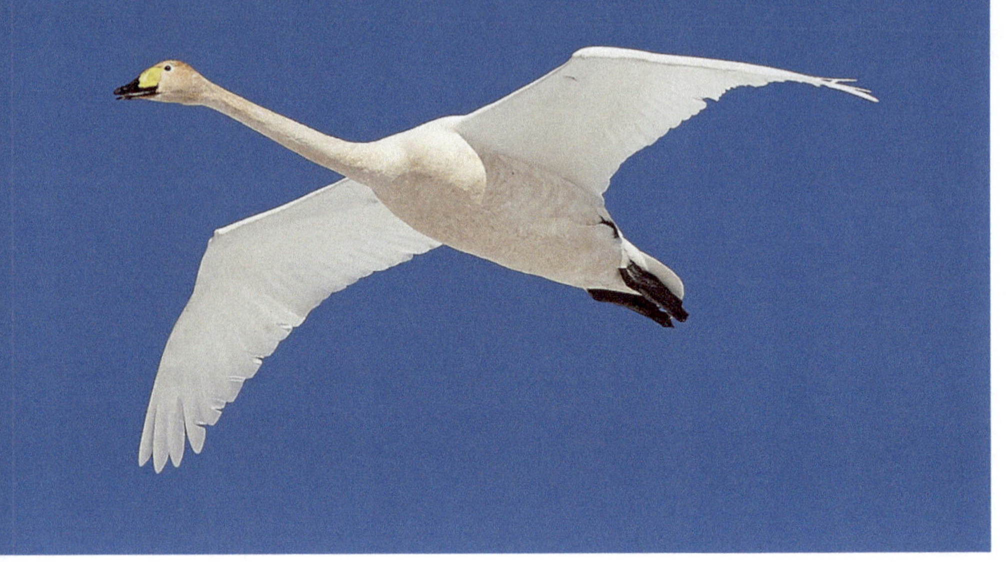

Cygnus cygnus - Singschwan

Sehnsucht - Freiheit durch Abschied

- Sehnsucht zu fliegen, will der Schwerkraft entfliehen
- Kann es kaum auf der Erde ertragen
- Starke Trauer um eine Person
- Verzweifelte Suche nach dem Seelenpartner
- Geburt und Tod im Widerstreit
- Nostalgie, Heimweh, Fernweh
- Ist tief versunken im Selbstmitleid
- Verlust der Stimme, Heiserkeit, Kloß im Hals

Sehnsucht, dieses schmerzliche Verlangen, ist ein Motor der Kultur. Wer kann die Lieder, Gedichte oder Bücher zählen, die aus diesem Gefühl entstanden sind?

Die Sehnsucht ist für Menschen ein Geburtsrecht oder Geburtsfluch, je nach Sichtweise. Wir entkommen einer ganz fundamentalen Sehnsucht niemals.

Es gibt den Keim der Erinnerung an perfekte „paradiesische" Zustände in jedem Menschen. Aus ihm sind die Religionen entstanden und aus ihm speist sich das Wachstum jeder Seele auf ihrem suchenden Weg.

Aber es gibt durchaus verschiedene Ausprägungen von Sehnsucht.

Es gibt eine erlöste Sehnsucht, die sich ihres Schmerzes bewusst ist und ihn aktiv ins Leben integriert hat. Sie wird zum Humus, aus dem Tröstliches entsteht.

Und es gibt eine kranke Sehnsucht, die mit der Gegenwart hadert und ganz und gar in Vergangenheit oder Zukunft lebt.
Man hält die Sehnsucht sozusagen als Vermeidungsstrategie aufrecht, um sich nicht mit dem zugrunde liegenden Problemgefühl befassen zu müssen. Denn irgendetwas muss ja vorgefallen sein, um in diesem Gefühl festzustecken.

Es gibt die schweren Erschütterungen des Lebens, bei denen jedem klar ist, warum eine Person in Sehnsucht verharrt. Der Tod in seiner unerbittlichen Endgültigkeit ist hier meistens beteiligt. Auch Krieg, Terror und Schock können eine krankhafte Sehnsucht nach dem „davor" auslösen.

Das Innere Kind kann sich tief in eine Sehnsucht verstrickt haben, wenn es Einsamkeit und Ablehnung erfahren musste.
Sei es durch frühen Verlust der Eltern, sei es durch „Nicht-Wahrnehmung", weil die Eltern selbst in einer unerlösten Sehnsucht festhängen: die kindliche Sehnsucht nach harmonischer Geborgenheit verführt im Erwachsenenalter manchmal zu unreifem oder manipulativem Verhalten, um das übermächtige Gefühl nach Geborgenheit befriedigt zu bekommen.

Im ahnenmedizinischen Zusammenhang erleben wir die Sehnsucht des Cygnus-Zustands als ein permanentes Suchen nach - ja, wonach eigentlich? Möglicherweise erinnert man das ursprüngliche Objekt der Sehnsucht gar nicht mehr. Es ist ein innewohnender Zustand geworden, der sozusagen zur Persönlichkeit gehört.

Für Außenstehende wirkt es vielleicht wie Selbstmitleid.
Das ist es aber nicht!
Es ist die dauerhaft als sinnlos wahrgenommene eigene Existenz, weil ja das einzig Ersehnte nicht anwesend ist.

Diese hoffnungslose Sehnsucht wird aber ausgedrückt. Sie versinkt nicht im Dunkel einer Depression, sondern sucht nach Darstellung. Dieser Ausdruck lindert - kurzzeitig - den Schmerz, verlangt aber immer auf's Neue, gesehen zu werden. Auf diese Weise entstanden tief berührende Kunstwerke, gestalten Künstler ihren Auftritt oder werden spirituelle Texte verfasst.

Den einzig richtigen Ausdruck zu finden ist Inhalt vieler Methoden im Bereich der Bildenden Künste. Hier arbeiten dann die Lehrenden und die Schüler am gleichen Ziel und scheitern doch so häufig.
Man kann den tief empfunden Schmerz der Unerreichbarkeit nicht durch Methoden darstellen oder gar erlösen.

Wie gerne möchten Menschen mit Hilfe einer Wegbeschreibung ihr Ziel erreichen. Leider führt kein Weg daran vorbei, zuerst den eigenen Schmerz zu erkennen, zu begreifen und auch zu bejahen. Danach braucht man dann eigentlich keine spezielle Methode mehr, um authentisch von dieser Erfahrung berichten zu können.
In einer unerlösten Cygnus-Freiheit verliert man seine Stimme, im realen Sinn der Stimmbänder oder im übertragenen Sinn der Verständlichkeit.

Manche Menschen suchen lebenslang nach dem „richtigen" Partner, werden in einer normalen Beziehung nicht glücklich und können nirgends dauerhaft Wurzeln schlagen. Schließlich gilt es, den Seelenpartner zu finden.
Und dieser würde NIEMALS unperfekt sein, sondern die endgültige Harmonie ermöglichen.
Im Verlauf dieser Suche entsteht viel Schmerz durch Trennungen und unerreichbare Ansprüche. Woher kommt denn die Sehnsucht nach dem „perfekten" Partner? Jeder Mensch weiß doch, wieviel Banalität in jeder Existenz durch körperliche Notwendigkeiten entsteht. Alle haben Hunger und anschließend den entsprechenden Stoffwechsel. Alle tragen eine Familiengeschichte mit sich. Alle müssen ihren Lebensunterhalt bestreiten und im Haifischbecken des Alltags schwimmen.

Woher stammt denn die Auffassung, dass dies alles mit dem richtigen Partner plötzlich kein Problem mehr wäre? Es steckt die Sehnsucht nach Vollständigkeit darin. Wäre man vollständig, könnte die Unvollkommenheit der Existenz auf dieser Erde einem nichts mehr anhaben. Es ist die uralte Sehnsucht nach dem Paradies. Mit einer unerlösten Cygnus-Freiheit sucht man auf der Ebene der menschlichen Partnerschaft danach.

Für einige Menschen entsteht diese Sehnsucht bereits am allerersten Beginn der jetzigen Existenz. Durch moderne Untersuchungsmethoden werden Zwillingsschwangerschaften, die sich in den ersten Wochen in eine „normale" einzelne Schwangerschaft gewandelt haben, immer häufiger nachgewiesen. Man muss nur danach suchen. Es finden sich zum Beispiel Zellen mit anderem genetischen Material in einer Körperregion, die genauer untersucht wird (häufig sind das sogenannte Steißbeinzysten). Man hat praktisch „Reste" des verstorbenen Geschwisters im eigenen Organismus aufgenommen.
Durch systemische Therapiemethoden ist schon länger bekannt, dass die „Verlorenen Zwillinge" eine unüberwindliche Sehnsucht auslösen können - auch ohne übernommene Zellstrukturen. Häufig ohne es zu wissen lebt man mit einer unerklärlichen Sehnsucht nach jemandem, den man niemals findet. Ein typischer unerlöster Cygnus-Freiheitszustand.

Ein anderer Ausdruck der Cygnus-Freiheit ist die Sehnsucht zu fliegen und dabei von der Erdenschwere befreit zu sein. Dorthin fliegen, wo die Last der irdischen Begrenztheit aufhört, wo man endlich satt werden kann und es strahlend hell ist.
Ein unbändiger Drang nach Reisen, nach fernen Ländern oder hohen Gipfeln kann daraus entstehen.

Am schmerzhaftesten ist wohl für jeden Menschen der Verlust eines geliebten Menschen durch den Tod. Es ist harte Arbeit, aus der Trauer wieder ins Leben zurückzufinden. Manch einer bleibt in einem negativen Cygnus-Zustand hängen. Vielleicht war zusätzlich schon vorher (unwissentlich) eine andere Trauer vorhanden, manchmal durch den oben erwähnten verlorenen Zwilling, manchmal weitergereicht aus dem Familiengedächtnis. Es kann eine Lebensaufgabe sein, den Tod geliebter Menschen verarbeiten zu müssen.
Herzkrankheiten, besonders das sogenannte „Broken-Heart-Syndrom", heilen auf dem Boden einer unerlösten Cygnus-Sehnsucht nicht gut.

Wie könnte man die Cygnus-Sehnsucht heilen?
Indem man sie überhaupt erstmal anerkennt und zulässt. Vorsichtig kann man hinter den Vorhang der Sehnsucht schauen und zu verstehen versuchen, was den Schmerz verursacht. Es ist schwer, anzuerkennen, dass manche Dinge endgültig sind. Es ist wahrscheinlich noch schwerer, damit zu leben. Aber es ist der einzige Weg, um weiterhin ganz lebendig zu sein. Die Alternative ist der Verlust von Lebendigkeit, quasi schenkt man die eigene Lebenskraft auch noch her. Aber ist das sinnvoll?

Das kann nur jeder für sich entscheiden.
Der Zeitpunkt, endgültig Abschied zu nehmen, kommt mit Sicherheit. Dann muss man ihn ergreifen und zulassen. Wer wirklich Abschied nehmen kann, lernt, die Trauer und die Sehnsucht in ein Lebens-Liebes-Lied umzuwandeln. Und es wird in allen Welten widerhallen.

In der persönlichen Ebene:

Um deine Frage/dein Thema auf einen guten Weg zu bringen, brauchst du Ausdruckskraft.
Du brauchst eine Stimme, die sich Gehör verschafft, du solltest einen lauten Gesang anstimmen - vielleicht nur im übertragenen Sinn, vielleicht sogar aus voller Kehle singend.
Wie würde dein Gesang im Moment klingen? Könntest du schöne Töne produzieren oder käme nur ein Mitleid erregendes Krächzen heraus?
Steckt dir ein Kloß im Hals?
Wer schon mal auf einem Friedhof am offenen Grab stand, weiß, wie sich solch ein Kloß im Hals anfühlt. Natürlich ist es auch aus anderen Situationen bekannt. Beim Abschied nehmen am Grab zeigt sich der körperliche Zustand einer ungelösten Cygnusfreiheit. Sehnsucht, Abschiedsschmerz und Trauer können die Kehle verschließen.
Bleibt man in einem Abschiedsschmerz oder Trennungsschmerz stecken, ist häufig auch die Stimme in irgendeiner Form beeinträchtigt. Freies Singen aus voller Kehle bringt so viele Emotionen in Bewegung, dass sich der zurückgehaltene Trauerschmerz dämpfend auf die Stimme legen muss, andernfalls man in - oft unerklärlichen - Kummer gerät.

Der Singschwan in der persönlichen Ebene erzählt davon, dass bei deinem Thema eine solche sehnsüchtige Emotion in dir feststeckt.
Gut möglich, dass du davon bisher noch nichts wusstest. Es sind besonders oft sehr frühe Erfahrungen, die in dieser Weise vergraben wurden.

Probiere es aus mit dem Singen und erfahre dich in den Emotionen, die daraus entstehen. Lass deine Freiheit nicht länger von tiefem, aber altem Kummer beschränkt werden. Singe ein Abschiedslied für jene, die du vermisst - auch die Unbekannten. Genieße die Verwirklichung deines Themas im Wissen, dass dein freier Gesang auch von den Unerreichbaren gehört werden kann.

In der Ahnenebene:

Für dein Thema werden aus deinem Ahnenfeld starke Gefühle weitergereicht. Wer war wohl so verzweifelt auf der Suche nach der wahren Gemeinschaft? Alle unsere Vorfahren haben noch vor kurzer Zeit viel zu viele Gründe für die Trauer um eine bestimmte Person gehabt. Krieg und Not betäuben wohl so manche Emotion, weil es um das schiere Überleben geht. Aber trotzdem sind manche Verluste noch unerträglicher gewesen als der große Rest.
Hier ließen sich also viele Gründe für die Cygnus-Sehnsucht finden, die bei deiner Frage im Ahnenfeld erscheint.
Natürlich kann die Ursache auch ganz anders sein. Wie gesagt ist es nicht zwingend notwendig, genaue Umstände zu benennen, um eine Cygnus-Sehnsucht zu transformieren.
Geschichten helfen uns aber, in die Emotion zu kommen.

Verbinde dich in Gedanken mit der Person deines Ahnenfelds, die solche starke Sehnsucht empfunden hat. Ein Teil ihres Erbguts wird von dir ausgedrückt, erkläre ihr/dir das gern. Wenn du mit deinem Thema dazu beiträgst, festgefahrenen Kummer wieder zum Ausdruck zu bringen, werden deine Ahnen zufrieden sein mit dir! Dann hilfst du mit, den Kummer der Welt zu verwandeln. Indem du diese stark bindenden Gefühle an die richtige „Adresse" einordnest, gewinnst du Freiheit für die Verwirklichung deines Themas.

Auf der Torwächter-Position:

Deine Frage bringt dich an eine Grenze deiner inneren Führungskraft: dein Unterbewusstsein möchte bei diesem Thema - noch - keine neuen Wege einschlagen.
Vielleicht protestierst du jetzt und glaubst, die falsche Karte bekommen zu haben. Aber selbst wenn du dein Wunschergebnis gut visualisieren kannst, kommst du doch nur dort an, wenn du den Weg dorthin auch wirklich beschreitest, nicht nur vom Ergebnis träumst.

Konkret hält dich ein noch nicht vollständig geleisteter Abschied fest, so sagt es der Cygnus-Torwächter.

Formuliere bitte, was dir das Schönste und Wichtigste bei Erfüllung deiner Frage wäre. In dieser Formulierung ist jener Teil versteckt, von dem du dich - noch - nicht verabschieden möchtest.

Zum Beispiel: Man wünscht sich eine wunderbare Partnerschaft mit Liebe und allem drum und dran. Das ist das Ziel der Sehnsucht. Warum ist man noch nicht dort angekommen?
Weil die Sehnsucht bereits ein Ziel hat, weil ein Abschied noch nicht vollzogen wurde. Das dieser Umstand nicht im Bewusstsein ist, spielt keine Rolle.

Das muss nun kein früherer Lebenspartner sein, viel wahrscheinlicher ist eine tiefe Herzensliebe zu jemandem, den man möglicherweise gar nicht kennt, der aber entweder für die näheren Vorfahren oder aber in der eigenen Vergangenheit eine enorme Rolle gespielt hat.
Zum Glück ist es für eine Heilung nicht notwendig, bestimmte Personen zu benennen oder die Umstände des Verlustes zu verstehen. Die Kunst besteht darin, dieses Sehnsuchtsgefühl in sich zu erlösen und einen guten Abschied zu erreichen. Keine Inszenierungen! Keine Imitationen!
Es soll sich ein erschütterndes Sehnsuchtsgefühl lösen.

Übertragen auf andere Lebensbereiche ist das Prinzip immer gleich: Um das Wunschziel zu erreichen gilt es, einen Abschied zu finden. Das Thema dieses Abschieds versteckt sich im unbefriedigten Wunsch, im Thema deiner Frage.

Beginne, in den Zwischenräumen zu hören .... .
Wenn du beginnst, deine Gefühle ernst zu nehmen, müssen sie sich nicht mehr als unerfüllte Wünsche im Außen manifestieren. Die Wunschkraft des Herzens ist immer stärker als die Wünsche unseres Tagesbewusstseins.
Also befreie dein Herz, lasse es singen im Wissen, dass ein Abschied nur der Beginn der Entwicklung hin zu einer neuen Begegnung ist.

In der Seelenebene:

Mit deiner Frage berührst du eine Wunde in deiner Seele. Die Kraft der Sehnsucht hat dich nicht verlassen, während du die großen Transformationen von Tod und Wiedergeburt erlebt hast. Wenn dich diese Sichtweise befremdet, ist es auch erklärend, die Sehnsuchtskraft in das Epigenom deiner Vorfahren zu denken. Jedenfalls wurde „dir" der Auftrag geschenkt, solche Gefühle zu einem guten Ende zu tragen.

Im Thema deiner Frage versteckt sich solche Sehnsucht.
Wie würdest du sie beschreiben?

Indem man sich zum Beispiel eine intakte Familie wünscht,
kann man die Sehnsucht der Seele nach Ruhe und Geborgenheit ahnen,
oder auch von Zugehörigkeit und Sinnhaftigkeit.
Nur du kannst für dich die richtigen Zusammenhänge herstellen.

Begleitet dich diese Sehnsucht vielleicht schon lange?
Ist auch deine gegenwärtige Frage wieder nur eine Facette des gleichen Themas? Der Singschwan in seinem Freiheitsausdruck ist thematisch sowieso in der Seelenebene bestens aufgehoben. Hier entfaltet sich das enorme nostalgische Potential in der Suche nach dem Verlorenen.

Benenne also die größten Sehnsüchte in deiner Frage. Wo versteckt sich der unerlöste Cygnus-Aspekt?
Wenn du deine Frage/dein Thema „singen" müsstest, wie würde es klingen?
Hole mit deinem Gesang (den ja im Zweifelsfall niemand von Außerhalb hören muss) aus deiner Seelenebene solche eingeschliffenen Emotionen ab.
Und höre dir auch zu!
Wenn die Emotionen wieder fliegen dürfen, wird sich deine Führungskraft endlich frei entfalten können.

Lösungsweg:

Wenn der Gesang des Schwanes wieder in beiden Welten erklingt,
sortieren sich die Kräfte - die Seelen finden ihren Weg.
Beginne in den Zwischenräumen zu hören .... .
Finde deine Trauer und wandle sie in Klänge um.

Zoologie:

Der Singschwan aus der Familie der Entenvögel gehört zur Gattung der Schwäne. Er darf nicht verwechselt werden mit dem größeren Höckerschwan, der in Deutschland heimisch ist.
Singschwäne halten sich in Mitteleuropa nur im Winter auf, der Zugvogel hat sein Brutgebiet in der sibirischen Taiga. Neuerdings leben allerdings einige Gruppen auch ständig in Nordostdeutschland.

Er ist ebenfalls reinweiß, hat aber keinen geschwungenen Hals und ähnelt von weitem eher den Gänsen. Der Schnabel ist schwarz-gelb.

Singschwäne werden bis anderthalb Meter groß, erreichen Flügelspannweiten bis zwei Meeter und ein Gewicht bis zwölf Kilogramm.
Männchen sind deutlich größer als Weibchen.

Sie haben ein umfangreiches Repertoire an Lautäußerungen. Typischerweise klingt es wie eine (schlecht angeblasene) Posaune. Aber auch Triumphgeschrei und individuelle Begrüßungsrufe werden ausgetauscht.
Auch während des Flugs geben sie charakteristische Laute von sich.
Insgesamt erinnert die Lautgebung eher an Gänse.
Stirbt ein Singschwan, stößt er - unwillkürlich - kollabierende Geräusche aus.
Er stirbt sozusagen „singend".

Die Nahrung besteht aus Wasserpflanzen und im Wasser lebenden Kleintieren, an Land werden Gräser und Wurzeln gesucht. Sein Habitat sind Seen und langsam fließende Gewässer. Auch Salzwasser kommt für sie in Frage.

Nistplätze werden von den lebenslang verpaarten Singschwänen über viele Jahre genutzt. Zur Brutzeit verhalten sie sich sehr territorial und verteidigen ihr Revier erbittert. Ansonsten sind Singschwäne eher gesellig und leben in großen Schwärmen.

Es werden fünf bis sechs Eier gelegt und fünf Wochen vom Weibchen bebrütet.
Sofort nach dem Schlüpfen folgen die Küken ihrer Mutter. Sie werden von beiden Eltern noch lange Zeit versorgt. Flugfähig sind sie nach drei Monaten.
Singschwäne erreichen ein Alter von etwa acht Jahren.

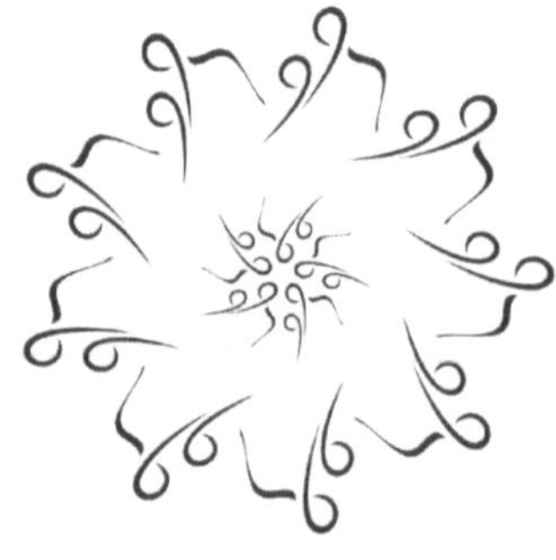

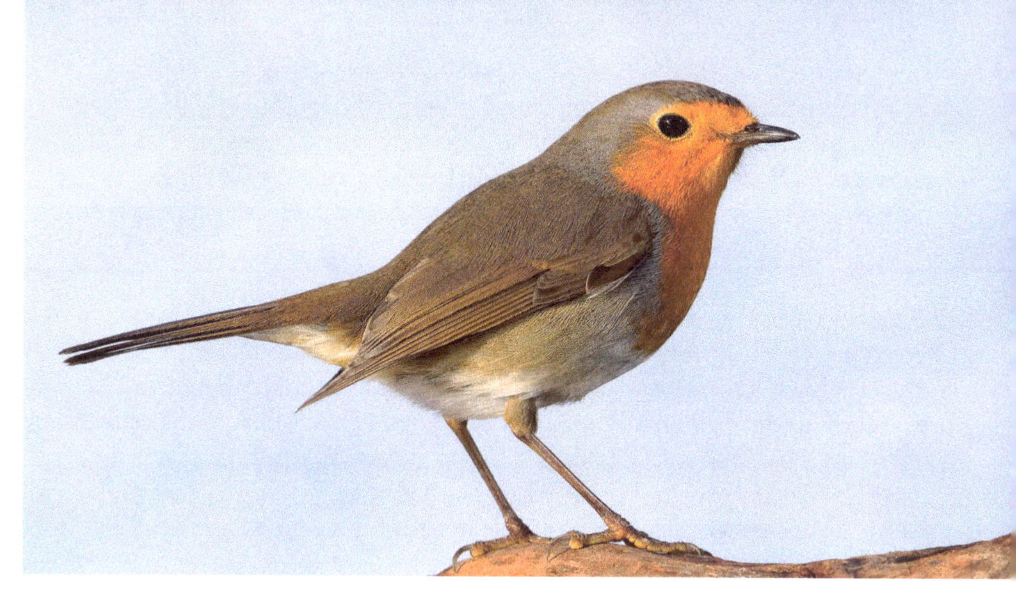

Erithacus rubecola - Rotkehlchen

Rückzug - Freiheit durch Anwesenheit

- Kindliche Sehnsucht nach Ur-Vertrauen
- Trägt eine innere Gewissheit von Einsamkeit
- Lebt in der Anderswelt
- Kontakt mit der Realität ist überraschend und schwierig
- Plötzlich verschwindende Anbindung
- Kampf gegen einen Teil des Ichs
- Ablehnung der eigenen Familie
- Ist zornig bei Kontrollverlust

Am Beginn des Lebens sind alle - Menschen, Tiere, Pflanzen - schutzbedürftig. Jedes Lebewesen hat arttypische Bedürfnisse, aber Schutz brauchen alle, bis sie sich mit der Umgebung vertraut gemacht haben.
Säugetiere, also auch der Mensch, suchen Wärme und Körperkontakt. Menschen kommen von allen Säugetieren am wenigsten entwickelt zur Welt. Das liegt natürlich am hochkomplexen Gehirn, welches einen verhältnismäßig großen Kopf braucht. Der Preis für das große Gehirn ist die völlige Hilflosigkeit am Beginn des menschlichen Lebens. Ohne Schutz, Wärme und besonders

Körperkontakt würde das Neugeborene einfach vor Angststress sterben. Während sich also nach der Geburt die nötigen Nervenbahnen bilden, bleibt der neugeborene Mensch komplett auf Liebe und Fürsorge seiner Eltern angewiesen. Man kann gar nicht oft genug betonen, dass die Gefühlswahrnehmungen eines Säuglings vollständig ausgebildet sind. Er kann nur noch nicht „vernünftig" kommunizieren.

Der seelenhomöopathische Ausdruck des Rotkehlchens stellt Gefühle dar, die durch Erlebnisse, fortgesetzte Frustrationen oder gar Traumatisierungen in dieser verletzlichen frühen Phase der Hirnentwicklung erlebt wurden.
Man muss sich dabei klarmachen, dass der kleine Mensch noch nicht urteilt über dass, was er erlebt. Die Welt ist für ihn genau so, wie er sie erlebt:

- Bei Unbehagen kommt bald Hilfe, Geborgenheit und Wärme.
- Bei Unbehagen kommt manchmal gar nichts. Alles bleibt dunkel, beängstigend und leer. Die Not steigert sich, wenn dieses Erlebnis sich wiederholt. (Es galt lange Zeit als „Erziehungsmaßnahme", Säuglinge einfach schreien zu lassen, wenn sie sich „zur Unzeit meldeten").
- Bei Unbehagen kommt manchmal zwar Hilfe, aber es fehlt Wärme und Geborgenheit. Stress oder Angst der Erwachsenen verstärken das Unbehagen des Säuglings zusätzlich.

Es entstehen dadurch tiefsitzende Überzeugungen, „wie die Welt ist".

Gleichzeitig lernt durch fortgesetzte Frustration das Gehirn,
sich jede Linderung des Unbehagens zu greifen und festzuhalten.
Es lernt auch, dass es sich darum bemühen muss, Bedürfnisse befriedigt zu bekommen. Dies geschieht offenbar nicht von allein.

Während der kleine Mensch langsam auch andere Erfahrungen macht und immer mehr mit seiner Umwelt in Austausch tritt, bleiben diese frühen Prägungen immer bestehen.
Nervenbahnen und Zellrezeptoren sind an die - vermeintlich - „so seiende" Umwelt angepasst.

Je älter ein Mensch wird, desto mehr und andere Möglichkeiten zur Erlangung von Wärme und Sicherheit bekommt er angeboten. Eine der frühesten und wichtigsten Möglichkeiten bleibt wohl immer die Nahrung.
Später hat jeder von uns dafür sein ganz eigenes Spektrum gestaltet.

Immer aber melden sich regelmäßig die frühen Erfahrungen der ersten Lebenswochen. Sie werden getriggert durch passende Reize. In den meisten Fällen geschieht das völlig unbemerkt. Das frisch geborene Gehirn konnte noch keine konkreten Erinnerungen ablegen, aber Umweltbedingungen, die ähnlich wie damals sind, laufen zwangsläufig auf den gleichen Nervenbahnen und fordern die gleichen „Sicherheitsmaßnahmen" in der Gegenwart. Vermeintlich muss wieder einmal die schlimme Erfahrung abgewendet werden. Natürlich existiert in der Gegenwart höchstwahrscheinlich gar keine konkrete Gefahr. Das spielt nur in diesem Fall überhaupt keine Rolle.

Und so entstehen Verhaltensweisen, die von der wachen, erwachsenen Persönlichkeit manchmal nicht mehr kontrolliert werden können. Der Drang, ja vielleicht sogar Zwang zur Bewältigung der unbegreiflichen Bedrohung ist häufig stärker als vernünftiges Handeln.

Da kann man sich noch so viele gute Vorsätze gegeben haben, da kann man noch so kluge Strategien zur „Abstinenz" von der gerade funktionierenden Befriedigung ausgedacht haben: im Zweifelsfall nutzt das alles nichts. Wenn die Angst und die Bedrohung stark genug werden, greift man wie ein Ertrinkender zum Strohhalm im tobenden Gefühlsozean.
Das klingt vielleicht dramatischer als es sich im Alltag anfühlt. Aber für den ehemaligen Säugling, der man einmal war, fühlte es sich wahrscheinlich genau so dramatisch an.

Die Bandbreite, auf der sich solche Szenarien abspielen, reicht vom harmlosen Verschwinden in einer Phantasiewelt durch Lektüre oder Bildschirm bis zur handfesten Substanzabhängigkeit mit den bekannten gesundheitlichen und sozialen Folgen.

Und genauso wie das „niedliche" Rotkehlchen kämpfen kann und muss, kämpft der Mensch bei einer Rotkehlchen-Resonanz gegen die Angst vor der Vernichtung, gegen Verletzung durch Kälte und mangelnde Zuwendung.
Die Freiheit zum Handeln wird begrenzt durch das Bedürfnis nach Schutz und Geborgenheit. Die Freiheit reicht gerade mal so weit, wie die innere Geborgenheit trägt.

Es besteht große Sehnsucht nach vertrauensvoller Verbundenheit, die aber eigentlich nur deshalb so groß ist, weil man tief innen davon überzeugt ist, völlig allein zurechtkommen zu müssen. Im Zweifelsfall ist niemand da, der die Not wendet.

Deshalb ist es so wichtig, die Kontrolle zu behalten. Man darf auf keinen Fall abrutschen in Hilflosigkeit oder Bedürftigkeit, denn der Schmerz - eigentlich nur die Erinnerung an den Schmerz - wäre überwältigend.

Eine angenehme Möglichkeit der Flucht vor der Realität besteht in der Phantasie. In Geschichten, Rollenspielen oder Filmen dürfen die Gefühle „träumen". Eine Möglichkeit des Ausdrucks finden die verdrängten Emotionen auch durch neuere Methoden der schamanischen Reisen. In solcher „Anderswelt" können in verschlüsselter Form Nöte und Bedürfnisse Form annehmen.
Entscheidend ist hier, nicht den Bezug zum eigenen Unterbewusstsein zu verlieren. Sonst gerät auch dieses potente Werkzeug zur Phantasiewelt. Alles, was in der schamanischen Reise erlebt wird, ist Ausdruck des eigenen oder des gemeinschaftlichen Unterbewusstseins. Überschattungen durch fremde Energieformen werden keine dauerhafte Heilung schenken können.

Wenn die Wunde des Rückzugs nicht bewusst als solche wahrgenommen wird, kann es zur Gewohnheit werden, bei einer Bedrohung des inneren Gleichgewichts in die „Anderswelt" zu entwischen. Dafür werden nicht unbedingt „Drogen" (wozu in diesem Fall auch Alkohol, Nikotin und Zucker gehören) gebraucht. Der Geist schweift einfach in seiner Phantasiewelt herum und nimmt nur peripher wahr, was um ihn herum passiert.
Man ist definitiv nicht präsent im Hier und Jetzt.

Zum Problem wird solches Verhalten dann, wenn man im Hier und Jetzt handeln soll und muss. Ohne bewusste Präsenz wird das eigene Handeln nicht wirklich den Umständen angepasst sein können.
In einer negativen Rotkehlchen-Resonanz geschicht solches Verschwinden in der eigenen Phantasiewelt recht plötzlich. Dem ist der entsprechende Trigger vorausgegangen.
Um sich von solchen plötzlichen Rückzügen endlich in eine dauerhaft verlässliche Anwesenheit zu bringen ist es hilfreich, den Auslöser zu finden. Er wird einen Bezug zu den frühkindlichen Ängsten haben. Respekt vor den schlimmen Ängsten der eigenen Säuglingszeit und geduldige Bewusstwerdung in der Gegenwart verändern die gewohnten Bahnen im Gehirn langsam aber sicher.

Die Überwindung einer negativen Rotkehlchen-Resonanz gelingt nicht leicht. Zu groß und zu leicht zu haben sind heute die Ablenkungen, Verlockungen und „Suchtmittel". Häufig kann man an sich selbst eine regelrechte Spaltung wahrnehmen in einen Teil der eigenen Person, den man gut und präsentabel findet und den anderen Teil, der sich sehn-sucht-svoll die Freiheit beschneidet.

Die Lösung liegt zuerst in der Wertschätzung verborgen.
In Rotkehlchensprache ausgedrückt bedeutet es, nicht mehr wütend die eigenen Anteile verjagen zu wollen, wenn sie sich nähern. Auch braucht man eine gut ausgebildete Selbstbeobachtungsgabe in voller Ehrlichkeit sich selbst gegenüber. Ohne Gerichtsverhandlung, sondern in der Geborgenheit und Wertschätzung, die man immer sucht.
Dann kann man damit beginnen, die Übergänge der Welten - Gegenwart und Vergangenheit - mit Anwesenheit in Richtung der Freiheit zu gestalten.

In der persönlichen Ebene:

Deine Freiheit zieht sich zurück! Das ist die natürliche Folge davon, dass du dich zurückziehst. Du bist nicht wirklich präsent in deiner Gegenwart, wenn es um dein Thema/deine Frage geht.

Mit dem Thema/deiner Frage sind Gefühle verbunden, die dich überfordern. Spontan, ohne es eigentlich absichtlich zu wollen, „verziehst" du dich nach innen. Entweder geschieht das physisch und du gehst weg, oder aber du entwischst unbemerkt von deiner Umgebung in deine innere Phantasiewelt. Dadurch hast du natürlich nicht mehr die volle Freiheit, dein Thema auf guten Wegen zu bewegen. Es gibt genügend Interessen um dich herum, die davon profitieren, dass deine Aufmerksamkeit nicht voll da ist.
Kehrst du dann irgendwann - vielleicht gezwungenermaßen - in die Realität zurück, sind Verhältnisse entstanden, die dich überraschen und herausfordern.

Man kann es sich vorstellen wie eine unaufgeräumte Küche: sie wurde täglich benutzt, weil man sie ja braucht. Es war aber lange niemand mehr anwesend, um sie zu säubern und aufzuräumen. Da stapelt sich nun schmutziges Geschirr und mufflige Putzlappen laden nicht eben zur Arbeit ein.

Übertragen auf deine Situation hast du bei deinem Thema versäumt, den Ort des Geschehens in gutem Zustand zu halten.
Du bist zu oft in deinem Rückzug gewesen und nun kann es sogar passieren, dass du zornig auf die „unordentlichen" Verhältnisse deines Themas schaust.

Es lohnt sich nicht, dagegen aufzubegehren und über dich oder die Verhältnisse zu jammern. Wertschätze dieses Geschehen als Ausdruck alter Gefühle, die schon längst geheilt werden möchten. Welches Detail deines Themas kickt dich aus deiner Präsenz? Beschäftige dich damit und nehme vor allem deine Gefühle dabei wahr. Achte auf die Momente, in denen die Gegenwart „wegkippt" und du in einer „Sucht" verschwindest. Suche nach dir! Erlöse das hilflose innere Kind aus seiner Ausweglosigkeit und biete ihm deine warme Geborgenheit an.

Deine Freiheit - ob nun zum Handeln oder zum Fühlen - wird in dem Maß wachsen, wie du dich und deine Umgebung nicht mehr attackierst, wenn sie dich überfordert. Deine Freiheit wächst mit jedem Moment, den du nicht mehr im Rückzug verbringst. Die Kraft dafür hast du, weil sie im Vorgang des Rückzugs steckt. Setze diese Energie ab jetzt für deine Gegenwart ein!

In der Ahnenebene:

Aus deinem Ahnenfeld erreichen dich bei diesem Thema die sehnsuchtsvollen Phantasiewelten, die sich Teile deiner Ahnen bei diesem Thema geschaffen haben. Irgendwie war ja schließlich früher alles besser, nicht wahr?
Bei genauerem Hinsehen erkennt man leicht, dass nur bestimmte Aspekte früher besser waren, andere dafür umso unerträglicher.
Im Zusammenhang mit deiner Frage haben manche deiner Ahnen eine schmerzhafte Realität erlebt.
Aus dieser sind sie in eine Phantasiewelt entflohen, von der nicht klar ist, wieweit sie selber daran geglaubt haben.
Ein Beispiel: Enthusiastische Verehrer des „Führers" mussten nach Kriegsende feststellen, dass ihre Realität nicht nur physisch zusammengebrochen war. Auch die Aufdeckung der Naziverbrechen zerstörte die Illusionen von der „Herrenrasse" und führte bei manchen Menschen zum Umdenken. Leider zogen es viele vor, in den Phantasiewelten von damals zu bleiben. „Beim Hitler hätte es das nicht gegeben!" - typischer Satz mancher Realitätsverweigerer.

Untersuche deine Frage darauf, welche Realitätsrückzüge aus deinen Ahnenfeldern an dich weitergereicht wurden. Diese müssen sich selbstverständlich nicht auf ideologisch-politische Themen beziehen.
Indem du die „Mythen" in deinem Thema aufdeckst, kannst du sie daran hindern, deine freie Entfaltung zu sabotieren.

Wertschätze die Erfahrungen und Lösungsversuche deines Ahnenfelds und mache dich dadurch davon frei. Du brauchst heute keinen Rückzug in Phantasiewelten mehr, du brauchst deine Kräfte für die Verwirklichung deiner Selbst.

Auf der Torwächter-Position:

Um das Ziel deiner Frage zu erreichen, musst du deine inneren Verhinderer - oder gefällt dir der Ausdruck „Innere Schweinehunde“ besser? - besiegen.

Es gibt etwas in deiner Frage/deinem Thema, dass dich mit Gefühlen verbindet, die nach Meinung deines Unterbewusstseins unbedingt vermieden werden müssen.
Ganz blitzartig verlässt dich deshalb deine Energie, deine Handlungsfreiheit. Du kämpfst natürlich dagegen an, machst dir vielleicht einen Tee oder klärst deine Gedanken auf deine Art. Trotzdem überfällt dich die Sehnsucht nach Rückzug, einem Stück Kuchen oder einer Zigarette, was immer eben deine persönlichen Fluchten sind. Der Bezug zur Realität ist jedenfalls anstrengend, deine Arbeit erscheint dir mühsam und zweifelhaft.
Möglicherweise ist es ein vertrauter Vorgang?
Je nachdem, welche Erfahrungen in deinen Nervenbahnen gespeichert sind, lösen bestimmte Trigger dieses Rückzugsbedürfnis aus.
Um diese Einschränkung deiner Handlungsfreiheit zu lösen, brauchst du Aufmerksamkeit oder noch besser Achtsamkeit. Es geht darum, die Auslöser des Rückzugs zu finden.

Je nach Art deiner Frage könnten diese Auslöser sehr allgemein sein, z. B. Dunkelheit, Alleinsein, grelles Licht oder eben andere an sich völlig unspezifische Sachen. Es spielt keine große Rolle, wenn du dir nicht sicher bist, welche Auslöser dich zum Rückzug zwingen wollen. Solange du anerkennst, dass es etwas gibt, was dich unbedingt in den Rückzug zwingen will.

Sprich mit deinem Inneren Kind, das gerade wahrscheinlich eher ein Säugling ist. Erkläre sanft, dass die Gefahr, die bedrohliche Situation oder Not jetzt vorbei ist und du gerade eine Erinnerung erlebst. Diese Erinnerung möchte in dir ausschwingen, sie möchte gerne gehen, aber dein Unterbewusstsein möchte dich gleichzeitig vor Angst und Schmerz beschützen.

Du musst achtsam den Weg suchen zwischen Anerkennung und bewusster Wahrnehmung der verdrängten Gefühle/Erinnerungen und dem Rückzug in sichere Gefilde. Suche dir dafür möglichst „gesunde“ Rückzugsmöglichkeiten aus und sei dir während des Rückzugs darüber im Klaren, dass es ein Rückzug ist.
Du brauchst diesen Schutzraum gerade und wirst ihn auch wieder verlassen.

Mit der Zeit wirst du immer besser und schneller merken, wenn dich der Zwang zum Rückzug „überfällt". Gestalte dann Übergänge. Sei liebevoll mit deinem Inneren Kind, aber erziehe dich langfristig auch dahin, den Schmerz mutig loszulassen. Auf diesem Weg wirst du wieder Zugang zu deinen wahren Wurzeln finden: Du selbst mit allen Anteilen deiner Persönlichkeit mitten in der Welt anwesend und im Austausch mit ihr.

In der Seelenebene:

Deine Frage rührt in deiner Seele an den Schmerz des „Hiersein-müssens".
Es war offenbar Zeit für dich, in einem menschlichen Körper zu leben, inkarniert zu sein.
Aber irgendwie wärst du lieber wieder weg hier. Du findest dich nicht wirklich zurecht in deiner Welt. Es erscheint dir fremd, wie Menschen miteinander umgehen, wie sie mit der Erde und der übrigen Schöpfung umgehen.
Bestimmte Details dieses Lebens, die im Zusammenhang mit dem Thema deiner Frage stehen, fallen dir besonders schwer.
Leider berauben dich diese Gefühle deiner Freiheit - der Freiheit zum Handeln genauso wie der Freiheit zum Erfolg. Der Rotkehlchen-Aspekt in dir würde allerdings den wahren Grund der fehlenden Freiheit ganz grundsätzlich im „Hiersein-müssen" sehen.

Für die Lösung deines Themas musst du nicht unbedingt diese ganz grundsätzlichen Lebensfragen lösen. Es reicht für's erste, wenn du diese Tendenz überhaupt registrierst und dich vielleicht mit dem wachen Tagesbewusstsein über dein Leben und deinen Körper freust. Schließlich hast du wahrscheinlich auch ein paar schöne Erlebnisse in diesem Leben erlebt, oder?

Erkläre deiner Seele die Verhältnisse deines Umfelds - besonders im Zusammenhang mit deiner Frage - mit allem Für und Wider deines heutigen Bewusstseins. Die Erlebnisse der Vergangenheit werden gewürdigt, aber deine Aufgabe ist es jetzt, die Gegenwart zu würdigen. Alles, was heute in deinem Umfeld ist - vor allem dein Thema betreffend - gehört zu deiner Seele.
Kämpfe nicht gegen die verschiedenen Aspekte. Sie sind alle Ausdruck deines Seins.
Die Lotusblüte ist den Buddhisten heilig, weil sie in ihrer Makellosigkeit mitten aus dem Morast wächst. Begrüße „deinen" Morast mit kindlichem Humor und wachse darüber hinaus in deinem Tempo. Lasse deine Freiheit nicht durch die Ablehnung des Morastes eingeschränkt sein.

Lösungsweg:

Lerne, alle deine Anteile wertzuschätzen.
Achte auf die Übergänge und gestalte sie.
Deine Freiheit wird grenzenlos sein, wenn alles von dir dabei sein darf.

Zoologie:

Rotkehlchen gehören zur Familie der Fliegenschnäpper. Ihr Bestand gilt als ungefährdet.
Sie werden um vierzehn Zentimeter lang mit einer Flügelspannweite von etwa zweiundzwanzig Zentimetern und einem Gewicht um fünfzehn Gramm.
Typisches Kennzeichen ist die orangerote Brustfarbe. Der Schnabel ist schwarzgrau, die Iris dunkelbraun. Es besteht kein sichtbarer Unterschied zwischen Weibchen und Männchen.
Rotkehlchen leben von Schnecken, Würmern, Spinnen und Insekten.
Im Winter nehmen sie gern am Futterhäuschen Nahrung auf.

Man hat 275 verschiedene Gesangsmotive gezählt, die sich aber fortlaufend verändern. Sie können die Gesänge anderer Vögel imitieren.
Am liebsten singen Rotkehlchen in der Dämmerung, aber auch sonst den ganzen Tag über. Sie erkennen sich untereinander am Gesang.

Während der Brutzeit bewohnen Männchen und Weibchen ein gemeinsames Revier, trennen sich aber nach der Jungenaufzucht wieder.
Das eigene Revier wird von beiden Geschlechtern aggressiv verteidigt.
Extreme Formen von Revierverhalten entstehen in der Balzzeit gegen fremde Männchen, die ein brutbereites Weibchen begatten wollen.
Erste Abwehrmaßnahme ist dann lauter Gesang, der sich auf 100 Dezibel (!) steigern kann. Reicht diese Maßnahme nicht aus, wird die Brust aufgeplustert, die roten Federn drücken die Aggressionsbereitschaft aus. Gibt der Eindringling nicht nach, verkrallen sich die Kontrahenten ineinander, drücken einander zu Boden mit dem Ziel, die Augen auszustechen. Solche Kämpfe dauern um die dreißig Minuten, können aber auch Stunden anhalten (!).
Der Tod des Rivalen ist möglich.

Außerhalb der Revierkämpfe können Rotkehlchen auch Schlaf- oder Fluggemeinschaften bilden. Dann sind Gruppen um die dreißig Vögel keine Seltenheit. Bei Tag lösen sich solche Zweckgemeinschaften aber schnell wieder auf.

Um die arttypische starke Abwehr zu überwinden, haben sie ein ausgeprägtes ritualisiertes Balzverhalten entwickelt.
Es werden meist sechs Eier gelegt. Das Weibchen verlässt das Nest während der Brut nicht und wird vom Männchen mit Nahrung versorgt.
Die Jungen schlüpfen nach zwei Wochen und bleiben zwei Wochen im Nest. Auch nach dem Verlassen des Nests sind sie noch flugunfähig und werden von den älteren Vögeln gefüttert.
Das Weibchen sitzt zu dieser Zeit oft schon auf der zweiten Brut.

Der Vater singt den Jungvögeln vor, um sie auf seinen Gesang zu prägen. Wenn die Nestlinge selbständig geworden sind, werden sie aus dem Revier vertrieben.

Bei Gefahr oder Erschrecken neigen Rotkehlchen zur Schreckmauser. Die Steuerfedern werden dann abgeworfen und wachsen in den folgenden drei Wochen nach.

Sie haben ein ausgeprägtes Bedürfnis nach Reinlichkeit. Es wird gern und oft in Wasser gebadet und das Gefieder wird durch Ameisensäure desinfiziert: Beim sogenannten „Einemsen" ziehen sie mit dem Schnabel eine Ameise durchs Gefieder. Die Ameise sondert dabei ihr ätzendes Sekret ab.

Die sehr geringe Fluchtdistanz von oft nur einem halben Meter macht das Rotkehlchen beim Menschen sehr beliebt.
In Großbritannien gilt es als inoffizieller Nationalvogel. Bei den Germanen und Kelten galt es als Sonnenbote. Ein Rotkehlchennest in Hausnähe wurde als gutes Omen für eine friedliche Ehe angesehen.

Nach christlicher Überlieferung entstand der rote Brustfleck dadurch, dass es dem am Kreuz hängenden Christus die Dornen aus der Krone brach und dabei Blutstropfen auf seine Brust tropften.

1963 wurde bei Rotkehlchen zum ersten Mal der Magnetsinn der Vögel experimentell nachgewiesen.

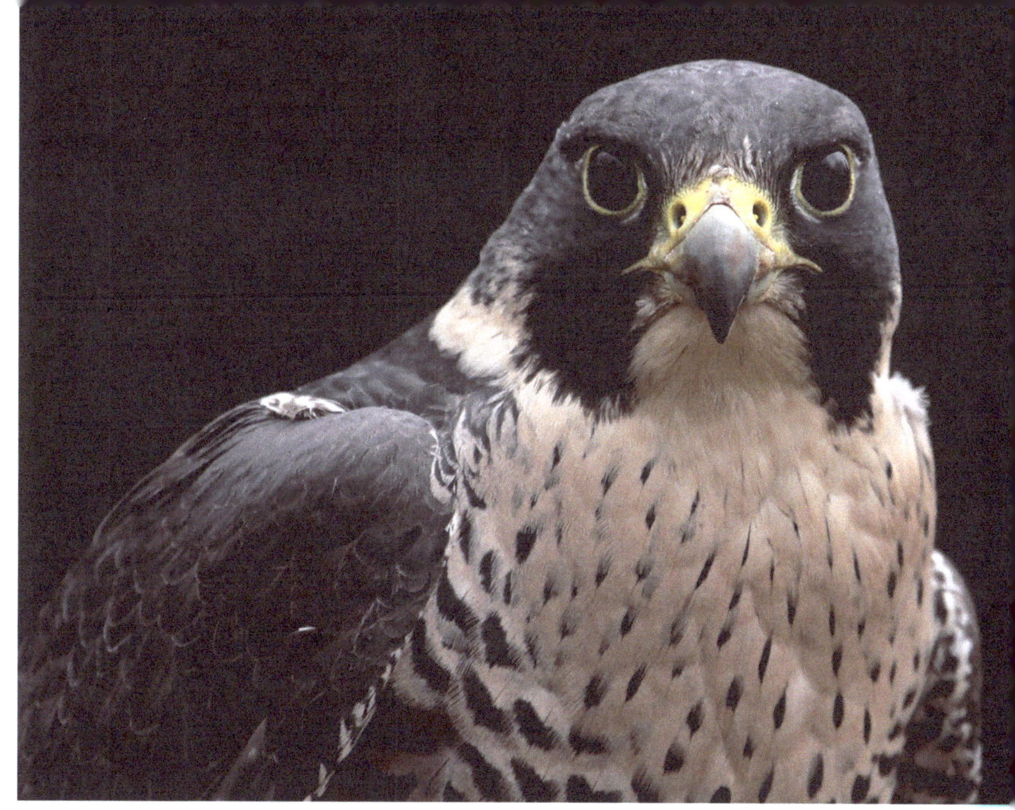

Falco peregrinus - Wanderfalke

Gefangenschaft - Freiheit durch Geduld

- Falco peregrinus Wanderfalke
- Wunsch nach Ordnung und gleichzeitig Wildnis
- Hohe Geschwindigkeit sucht Ausdruck
- Blindes Vertrauen macht verwundbar
- Ist abgeschnitten von eigenen Gefühlen
- Gefangen durch starke Empathie für andere
- Angetrieben von perfekt verborgener Wut
- Nahrung wird als nicht angemessen empfunden
- Fühlt sich (auch in Gesellschaft) der Einsamkeit völlig ausgeliefert

Frei sein. Frei und geborgen in der Weite des Himmels. Nichts Banales stört. Enthoben von allen irdischen „Sorgen", dem Paradies so nah wie möglich. Stille und Erhabenheit.
Bereits 1987 erschien ein Buch mit dem Titel „Overview", also Überblick. In ihm schildern Raumfahrende die Wirkung des Anblicks der Erde aus dem Weltraum. Der Autor Frank White schreibt als Untertitel:
„Wie die Erfahrung des Weltraums das menschliche Wahrnehmen, Denken und Handeln verändert."

Für alle Raumfahrenden entstand ein neues Verantwortungsgefühl für diese Erde, Ehrfurcht vor dem Leben und Bewusstsein für die Verbundenheit allen Lebens.

Nicht nur Raumfahrende haben solche Erfahrungen. Mancher Meditierende strebt ähnliches an. Auch Nahtoderlebnisse scheinen diesen Effekt zu haben. Sogar spontan können manche Menschen die Glücksgefühle der Einheit erleben. Solche Erfahrung verändert den Menschen.

Leider ist sie nur kurz. Alles „Normale" ist danach banal. Aber im Gegensatz zum Opiumrausch kann man diese Erfahrung nicht einfach wiederholen.
Die Sehnsucht danach begleitet anschließend das Leben.
Übrig bleibt eine tiefe Verbundenheit zu allen Lebewesen.
Das „Wunder des Lebens" wird verehrt.

Und dann kommt der Alltag. Man lebt in verschiedenen Bezügen mit Menschen zusammen. Bei der Arbeit, in der Familie, in der Glaubensgemeinschaft, mit dem Liebespartner.
Wir wissen alle, was so ein Alltag für Mühen und Generve produzieren kann.
Oft sind es nur Kleinigkeiten, die aus dem Gleichgewicht bringen.
Es entsteht die unerlöste seelenhomöopathische Falken-Freiheit.

Einerseits wird die tiefe Empathie einer Falken-Seele gern von der Umgebung ausgenutzt. Die Mitmenschen können die Erhabenheit der Wahrnehmungen, diesen so besonderen Seinszustand, anzapfen und darin baden, ohne selbst solche Erkenntnishöhen erreichen zu können. Wie gern beschäftigt das Unerlöste die Reinheit im Glauben, dass es ihm zusteht! Am Ende geht es dem Einen viel besser, dem Anderen fehlt aber dadurch Lebenskraft.

Andererseits findet ein „Raumfahrender" nur wenig angemessene Nahrung für seine Sehnsucht. Man wird einsam, wenn man die tiefsten und wichtigsten

Erfahrungen mit niemandem teilen kann. Wenn sich aber eine Reflektion des Erhabenen zeigt, z. B. in Musik, Kunst oder spirituellen Texten, dann findet man superschnell den Kern der Aussage.

Die Mischung aus Erhobensein und Alltagsbanalität ist schwer zu ertragen. Man ist nun mal gefangen in seinem Körper, solange man hier lebt. Und diese Gefangenschaft kann schmerzhaft werden, wenn man sich in Dienstbarkeit und enttäuschtem Vertrauen zerschlissen hat.
Es entsteht WUT. Aber wogegen? Letztendlich auf die Gefangenschaft, aber wer soll der Adressat solcher Wut sein? Ein unlösbares Rätsel. Außerdem passt Wut nicht in die stets wiederkehrenden Glücksgefühle, in denen man „hoch fliegen" darf, also ein Abbild des Erhabenheitsgefühls findet.

Und so steckt man mit einer unerlösten Falken-Freiheit im Dilemma:

- Die Ellbogen-Mentalität funktioniert nicht mehr. Egoismus wird als unangenehm empfunden, das Wissen um das Gute in allen Lebewesen verursacht Empathie, auch wenn man ausgenutzt wird.
- Gleichzeitig wird man nicht mehr genährt durch das gewöhnliche Leben. Es entsteht kein Antrieb für Konsum und schnelle Befriedigung. Aber die wahre Befriedigung der Bedürfnisse fällt zunehmend schwerer.

Die Wut liegt tief verborgen, denn es ist ja völlig klar, dass man durch einen Wutausbruch nichts ändern kann. Also schneidet man die eigenen Gefühle irgendwie ab. Die Trostlosigkeit der Gefangenschaft in unbefriedigenden Lebensverhältnissen möchte man nur gedämpft erfahren. Der lateinische Artname des Falken - Peregrinus - bedeutet Fremder. Wie ungemein passend.

Das Innere Kind mag sich selbst als gefangen empfinden, wenn es feststellen muss, dass alles, was es braucht, nicht von selbst erscheint. Wenn sich ein Kind um die Eltern kümmern muss, um Geborgenheit zu erreichen, mag sich das „groß" anfühlen. Die Ordnung des Geben und Nehmens wird dadurch aber empfindlich gestört. Das Kind darf nicht Kind sein und verliert ein Stück seiner Kindheit. Die Wut über diesen Verrat ist selten erreichbar, ist aber der Antrieb für das übergroße Bedürfnis nach „Ordnung". Wenn man es als Erwachsener schafft, diese verdrehten Verhältnisse in sich aufzulösen, wandelt sich die Wut in Gelassenheit.

Wie sieht der Weg zu einem erlösten Zustand der seelenhomöopathischen Falken-Resonanz aus?

Das Erhabene ist wie die Möhre vor dem Esel. Sie soll antreiben.
Die Erfahrung des Enthobenseins ist der Aufruf zum Wachstum der Seele. Das Freie muss aus eigener Kraft wieder erobert werden und das ist nicht einfach. Aber die innere Stimme kennt den Weg, denn sie ist immer verbunden geblieben mit den Sphären des Himmels. Jetzt muss die innere Stimme die graue Realität der Gefangenschaft anerkennen und transzendieren - also Schritt für Schritt verwandeln. Auch wenn das „Dritte Auge" blind zu sein scheint, wird es doch genug vom Weg sehen - wenn man nur die Gefühle erlöst und geduldig bleibt.

In der persönlichen Ebene:

Du brauchst für die Verwirklichung deiner Frage ein hohes Maß an Ordnung. Chaos bringt dich aus dem Konzept. Also kümmerst du dich um deine Umgebung - wieder mal - und vergisst dein eigentliches Ziel. Das wiederum regt dich echt auf. Und schon bist du in der Falle des Falken gelandet. Dabei hast du alles, was du brauchst, um dein Ziel schnell zu erreichen.

Es ist notwendig, deine Gefühle genauer zu untersuchen. Die tief vergrabene Wut über die Langsamkeit deines Fortschritts verursacht eine Entfernung von dir selbst. Aber wie willst du dein Ziel erreichen, wenn du nicht richtig teilnimmst? Du brauchst deine innere Stimme! Aber wenn sie schreit, solltest du ihr endlich zuhören. Lass sie erzählen, wie sehr die Abhängigkeit von den Umständen eine Blockade produziert. Hole dich aus dieser Ecke ab und werde gelassen in der Langsamkeit. Was du heute nicht schaffst, machst du morgen. Am Fluss deines Lebens ändert das wenig. Aber es schenkt dir den Kontakt zu deiner inneren Stimme wieder.

In der Ahnenebene:

Der Einfluss deines Ahnenfelds in deiner Frage ist widersprüchlich für dich.
Einerseits hatte jemand starke Beziehung zu geistigen Welten, zu Teilhabe an „Himmel" und Erhabenheit.
Andererseits führte diese Neigung zu sehr altruistischem Verhalten.
Die Bedürfnisse der Mitgeschöpfe gingen immer vor.
Deshalb sind die Ressourcen für dein Thema vielleicht gar nicht mehr vorhanden - sei das nun Geld, Zuwendung oder Lebensmut.

Möglicherweise ist das einzig wirklich weitergereichte Gefühl das der Gefangenschaft in den Verhältnissen.
Das schränkt deine Handlungsfreiheit natürlich ein. Woher sollst du Inspiration bekommen, wenn dein Ahnenfeld sich an diesem Thema müde gekämpft hat?

Entlarve den Denkfehler deiner Ahnen. Die Meinung, dass man bereits durch einen kurzen Kontakt mit himmlischen Sphären eine Dauereintrittskarte in den Himmel gewonnen hat, ist einfach falsch.
Die menschliche Aufgabe besteht darin, die herrschenden Gesetzmäßigkeiten zu benutzen, um den Himmel dauerhaft zu erreichen.
Dazu gehört zuallererst Geduld und Ehrlichkeit. Wahrnehmen, wie es wirklich um einen steht. Das wurde wahrscheinlich bei deinen Ahnen ein bißchen vernachlässigt. Sollte es anders gewesen sein, erhältst du hier das Geschenk der höchsten Geschwindigkeit. Dann wurde die Geduld bereits belohnt.

Auf der Torwächter-Position:

Entweder ist der Falken-Zustand dein Dauerbegleiter, weil du Erfahrungen von Enthobensein in dir trägst. Oder es ist dein Thema/deine Frage, die diesen Zustand in dir aufruft. Das kannst nur du selbst beurteilen.
Kennst du Gefühle von unterdrückter Wut? Oder körperlichen Ausdruck davon in Form von Allergien oder Verkrampfungen?
Hier ist es wichtig zu unterscheiden: die Falken-Wut ist sehr sublim und unauffällig für Außenstehende. Sie richtet sich auf die Begrenzungen, in denen man sich zu bewegen hat. Was sind die Grenzen deines Themas?

Der Falke möchte mit allerhöchster Geschwindigkeit zum Ziel kommen.
Das würde er sogar schaffen, wenn er nicht in den Gegebenheiten des Lebens gefangen wäre. Die Begrenzungen der Umgebung zu überwinden gehört zu den Aufgaben dieses Torwächters. Leider reicht Geschwindigkeit allein dafür nicht aus. Man braucht im Gegenteil Geduld, dieses langsame Geschöpf des stillen Wachstums.

Du lässt dich wahrscheinlich auch sehr von den Problemen deiner Umgebung „gefangen nehmen". Deine Energie verschwindet im Kümmern. Du musst das wieder fühlen lernen. Kümmere dich um dich selbst, übernimm mehr Verantwortung für dein Befinden. Mindestens bei deinem jetzigen Thema ist dir dein Befinden - körperlich wie seelisch - zu egal. Dein Geist ist einfach schon am Ziel, aber bitte bemerke gründlich, dass du nicht nur aus Geist bestehst!

Den Antrieb und das Durchhaltevermögen für die nötige Geduld findest du im Enthobensein. Wenn du es schaffst, die Gefangenschaft zu akzeptieren, kannst du den Weg zur Freiheit sehen.
Jetzt heißt es nur noch - geduldig gehen.

In der Seelenebene:

Wo bist du nur gelandet? Du weißt doch genau, wie einfach und umfassend dein Thema lösbar wäre. Aber du schaffst es nicht, es umzusetzen. Das liegt mit einer unerlösten Falken-Freiheit wahrscheinlich daran, dass du die Mechanismen deiner Umgebung nicht verstehst. Du gehst davon aus, dass sich alle um Freiheit bemühen, um die Überwindung der menschlichen Schwächen. Aber das stimmt leider nicht.

Sehr viele Menschen sind vor allem mit sich selbst beschäftigt. Du bist zu schnell bereit, hier Brücken zu bauen und Unterstützung zu schenken. Das lenkt dich vom Erreichen deines eigenen Ziels ab. Findest du es vielleicht einfacher, die Nöte anderer Menschen wahrzunehmen als deine eigenen? Deine Seele kennt das Ziel. Erträgt sie auch den Ist-Zustand? Du musst diese beiden Pole zueinander bringen und geduldig für DICH arbeiten.

Lösungsweg:

Gehe auf die Suche nach deiner inneren Stimme. Sie allein weiß dich zu bewegen und zu nähren.
Begib dich gleichzeitig in höchste Höhen.
Die Ordnung ist nur dort zu finden. Nutze dein Drittes Auge.

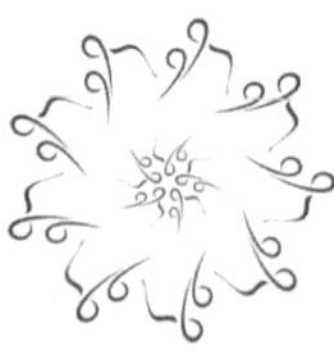

Zoologie:

Der Wanderfalke gehört zur Familie der Falkenartigen und ist ihr größter Vertreter.
Bei seinen Sturzflügen erreicht er Geschwindigkeiten weit über 300 km/h und ist damit das schnellste Tier dieser Erde. Falkenartige sind die am weitesten verbreitete Vogelart der Erde.

Als Felsbrüter bewohnt der Wanderfalke Gebirge oder Steilküsten, neuerdings nimmt er auch gerne „künstliche" Felsen in städtischen Gebieten in Anspruch. Hier findet sich nämlich reichlich von seiner Hauptnahrungsquelle:
alle Arten von Tauben.
Je nach Habitat jagt der Wanderfalke aber auch andere Vögel oder Fledermäuse. Er ist dämmerungsaktiv und nutzt dazu neuerdings auch die städtische Nachtbeleuchtung.

Seine Beute erjagt ein Wanderfalke immer im Flug. Aus großer Höhe (scharfe Augen!) stürzt er sich in einem Überraschungsangriff auf sein Opfer.

Das Gefieder des Wanderfalken ist auf der Oberseite dunkelblaugrau, auf der Bauchseite weißcreme mit allseitiger brauner Fleckzeichnung.
Die Iris ist dunkelbraun, die Beine sind gelb. Weibchen sind wesentlich größer und kräftiger als Männchen:
Weibchen erreichen eine Körperlänge bis fünfzig Zentimeter, Flügelspannweiten über einem Meter und ein Gewicht über tausend Gramm. Männchen bleiben wesentlich kleiner und leichter.

Die Paarung der Wanderfalken findet in der Luft statt. Gebrütet wird einmal im Jahr, die drei bis vier Eier werden einen Monat lang bebrütet. Nach sechs Wochen fliegen die Küken aus, weibliche Küken brauchen einige Tage länger.

Mitte des 20. Jahrhunderts wurden dramatische Einbrüche der Wanderfalkenpopulationen bemerkt. Die Eigelege waren zum großen Teil zerbrochen. Man fand schließlich heraus, dass das damals noch sorglos verwendete Insektizid DDT dafür verantwortlich war. Wanderfalken waren also der Anstoß für die ersten ökologischen Schritte in Westeuropa.
Heute haben sich die Bestände weitgehend erholt.
Wanderfalken erreichen ein Alter um die fünfzehn Jahre.

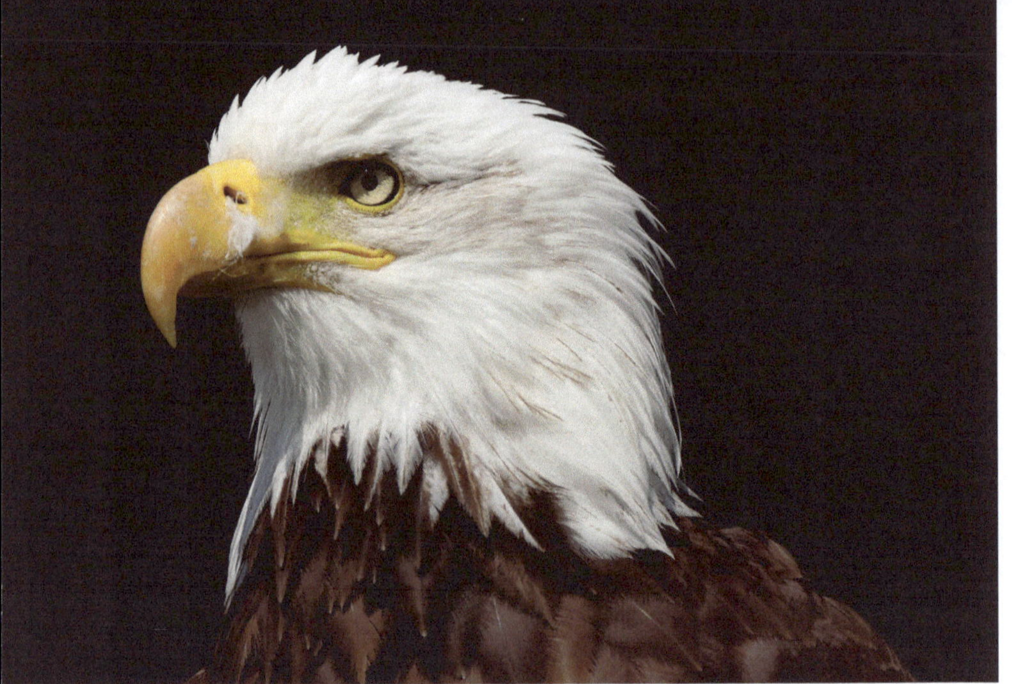

Haliaeetus leucocephalus - Weißkopfseeadler
Orientierungslosigkeit - Freiheit durch Begegnung

- Einzelgängertum - zwischen Freiheit und Falle
- Sieht keinen Horizont in der eigenen Welt
- Familie/Job/Nachbarn, alle will man loswerden
- Muss es allen recht machen und will das aber nicht
- Kann sich selbst nicht verstehen, ist unzufrieden
- Ist ständig in zwei Richtungen gezogen
- Wird dem Anderen nie begegnen
- Das Auge sieht nicht, fühlt sich desorientiert

Wie entsteht eine Berufung? Was ist überhaupt eine Berufung? Wer wird berufen und wozu? Braucht man eine Berufung für ein erfülltes Leben?

Hier ist selbstverständlich nicht von Berufungen im Rechtssystem die

Rede. Eine Berufung ist hier ein Angebot für ein Amt. Im Berufsleben kann man „berufen" werden, z. B. auf eine Professur. Im spirituellen Leben kann man ebenfalls berufen werden. Christliche Ordensgeistliche sprechen davon, dass nur Gott in das Priestertum oder Ordensleben „ruft" und der Mensch es nicht selbst suchen kann. Andere Personen beschreiben eine innere Stimme, die zu einer bestimmten Lebensaufgabe drängt. In naturreligiösen Gemeinschaften werden die spirituellen Spezialisten „berufen" und arbeiten als Vermittler zur Geisterwelt.

Wenn jemand gerufen wird, heißt das, er befindet sich woanders. Jemand soll einen Weg zurücklegen, um an diesen Ort des Rufenden zu kommen. Dazu muss man sich von seinem Aufenthaltsort entfernen. Anders ausgedrückt: man muss seine Komfortzone verlassen, in der man sich gut auskennt. Ist eine Berufung also zwangsläufig etwas Erstrebenswertes? Auf jeden Fall ist sie erstmal mit Bemühung verbunden. Der Platz des Berufenen ist ein besonderer Platz. Man kann ihn nicht einfach so einnehmen, es sind Bedingungen daran geknüpft.
Für Außenstehende ist also ein gewisses Prestige mit dem Platz des Berufenen verbunden. Aber sieht man das als Berufener auch so?

Man muss an dieser Stelle unterscheiden zwischen einer Berufung aus der „normalen" Welt und einer Berufung aus der Geistigen Welt, der Anderswelt, der Himmelswelt oder wie auch immer man es gerade nennen möchte. Die Berufung auf einen schönen Posten in der Berufswelt ist natürlich eine Ehre und wird gern befolgt. Eine Berufung aus der Geistigen Welt gestaltet sich wesentlich unbequemer. Nicht immer wird sie freudig begrüßt.

Hier entstehen die ersten Verwicklungen, das Thema Berufung betreffend. Gerne wird heute die Selbstverwirklichung mit einer Berufung verwechselt. Aber nur weil man seine gewohnten Bahnen verlässt, um etwas zu unternehmen, was erfüllender ist als bisher, folgt man noch keiner Berufung. Außer natürlich der ganz grundlegenden Berufung des Menschen, sich selbst möglichst weit zu verwirklichen, seinen Seelenweg weiter zu erkunden.
Die Berufung, um die es hier gehen soll, kommt entweder tatsächlich

aus der Anderswelt, der Seelenwelt. Es werden in allen Kulturen Vermittler gebraucht, um Kommunikation zu ermöglichen. Solche Menschen, die dafür geeignet sind - wohlgemerkt aus Sicht der Geistigen Welt - werden „berufen".
Oder aber das eigene Unterbewusstsein beginnt den Menschen zu mahnen an das, was man sich vorgenommen hatte, an das, was eigentlich wichtig wäre.
Eine innere Stimme beginnt zu einer bestimmten Lebensaufgabe zu rufen. Im Außen begegnen dem Menschen verschiedene „Zeichen", die ihn immer wieder anstupsen. Je nachdem, wie freundlich sich die Kommunikation gestaltet (es ist niemals eine zwingende Einladung), steht der Mensch also früher oder später vor einer Entscheidung. Lässt man sich darauf ein, die eigene Lebenskraft für die Vermittlerposition oder die Verwirklichung eines Seelenauftrags herzugeben, wird von diesem Zeitpunkt an eine hohe Selbstdisziplin und Opferbereitschaft gefordert. Normale menschliche Ziele werden ab sofort der Berufung untergeordnet. Grundlegende Triebe nach Nahrung oder Sexualität müssen manchmal geopfert werden. Die Missachtung solcher Voraussetzungen produziert Schwierigkeiten. Und auch wenn die Umgebung stolz ist und den Menschen bewundert, fühlt sich der berufene Kandidat möglicherweise gar nicht so gut.

Eine ganz andere Art von Be"RUF"ung ist der Ruf, der Nachhall von Verstorbenen.
Nicht immer vollzieht sich der Übergang zwischen Leben und Tod friedlich und mehr oder weniger freiwillig. Manchmal, besonders bei Unfällen oder bei ganz jungen Kindern, geschieht er auch unbewusst. Bis die Seele begreift, dass sie frei ist, kann einige Zeit vergehen. In dieser Zeit erhalten manche lebenden Menschen noch Gefühlseindrücke dieser Verstorbenen. Und besonders empfänglich für diese Eindrücke sind Kinder, die noch nicht unterscheiden können zwischen Ich und Nicht-Ich und auch noch keine Meinung zu solchen Phänomenen haben. Diese Gefühlseindrücke werden als „eigene" wahrgenommen, obwohl sie l ediglich als Gefühlswolke im Umfeld der Familie existieren. Ohne Aufklärung über die Zusammenhänge und den bewussten Abschied von der verstorbenen Seele werden die sehnsüchtig-traurigen Gefühle

immer wieder als die eigenen wahrgenommen. Und obwohl die betreffende Seele wahrscheinlich längst weitergegangen ist auf ihrem Weg, bleibt sie im Gefühlsleben des lebenden Menschen präsent.

Ein Inneres Kind kann also tief verbunden sein mit zum Beispiel einem früh verstorbenen Geschwister oder einem unglücklich verstorbenen Familienmitglied. Es ist wie eine Berufung, den Gefühlen dieser verstorbenen Seele Ausdruck zu verleihen - aber diese Berufung ist nur aus der unbewussten Verschmelzung mit den fremden Gefühlen entstanden.

Und damit sind wir im unerlösten seelenhomöopathischen Adler-Zustand angelangt.

Man wird innerlich in zwei Richtungen gezogen. Die Verwirklichung der Berufung scheint leuchtend am Horizont.
Aber es gibt entweder schlechte Erfahrungen und Ängste, die innerlich ganz laut NEIN sagen oder attraktive Angebote der Gegenwart. Man hat große Lust auf … und gleichzeitig will die andere innere Stimme das verhindern. Wenn sich dieser Zustand über einige Jahre hinzieht, wird man recht ausgelaugt und will am liebsten weder das Eine noch das Andere haben. Lasst mich doch alle in Ruhe!

Wie lässt sich dieses Dilemma lösen? Mit Zeit. Es braucht tatsächlich sowohl den richtigen Zeitraum, um das Unterbewusstsein alle Aspekte „abchecken" zu lassen als auch den richtigen Zeitpunkt. Der „Kairos", der richtige Moment, der alle Aspekte im rechten Licht aufzeigt und die Ängste verblassen lässt. Wenn man den „Ruf" wirklich hören kann, wird man auch einen gangbaren Weg „sehen".

Oder aber, im Fall einer unbewussten Übernahme von Gefühlen Verstorbener, wird man die Verstrickung erkennen und der verstorbenen Person mit Wachbewusstsein begegnen.
Der Adler kann sehr scharf sehen, wenn er sein Nest einmal verlassen hat. Vor allem kann man im erlösten Adler-Zustand den Schutz und die Führung sehen, die man stets an seiner Seite hatte.
Denn eins ist wohl klar: das Nest muss man irgendwann verlassen und

die Verstorbenen muss man irgendwann loslassen.

In der persönlichen Ebene:

Bei deiner Frage wird deine Freiheit eingeschränkt durch eine Orientierungslosigkeit. Du fühlst dich in zwei Richtungen gezogen, die sich beide gleich wichtig anfühlen. Lösung findest du, indem du beide Richtungen an ihrer Wurzel begreifst.
Wer oder was ruft dich? Deine Frage hat ja eine Ursache. Was ist dein Ziel - und warum?
Die unerlöste Adler-Freiheit gibt dir das Gefühl, es Anderen recht machen zu sollen. Warum eigentlich? Was steht auf dem Spiel?
Und gibt es auf der anderen Seite deiner Richtungen auch Jemanden, dem du etwas recht machen möchtest?
Wenn du dich nicht für einen Weg entscheiden kannst, wirst du früher oder später gar keine der Seiten mehr haben wollen und dich in eine andere Ecke zurückziehen. Einfach nur, weil du es müde geworden bist. Aber eine Lösung sieht anders aus!

In der Ahnenebene:

Wer von deinen Ahnen hat bei diesem Thema in zwei Welten gelebt? Kennst du Geschichten von Brüchen in der Biografie?
Also Berufswechsel, Scheidungen oder andere einschneidende Zäsuren? Oder erinnerst du jemanden, der es stets um jeden Preis jedem recht machen wollte, darüber aber am Ende selbst unglücklich wurde?
Wir wissen heute nicht, welche inneren Stimmen unsere Ahnen zum Handeln drängten.
Aber der Adler im Ahnenfeld deutet darauf hin, dass dein heutiges Thema manche deiner Vorfahren orientierungslos gemacht hat.

Die Gründe sind wie immer egal, es bleibt der irritierende Einfluss auf dein heutiges Anliegen.
Sei dir bewusst, dass du dieses Problem vielleicht gar nicht hast. Du

fühlst die Reflektionen eines wackligen Wegs, der nicht so zielstrebig sein konnte, wie er hätte sein sollen.
Bestimme du, ob du heute die Freiheit hast, auf den Ruf deines Unterbewusstseins oder der Geistigen Welt zu hören. Und dann flieg los!

Auf der Torwächter-Position:

Dieser Torwächter ist unerbittlich. Deine Freiheit in diesem Thema erhältst du nur, wenn du bereit bist, auf deine innere Stimme zu hören. Ahnst du schon, was sie sagt?
Wenn du ihre Botschaft magst und du ihr gern folgen möchtest, wird dir die nötige Energie immer wieder zufließen. Trotzdem wird es Widerstände geben, im Außen wie im Inneren. Das ist normal. Wichtig ist dein Maßstab, mit dem du sie beurteilst.

Wenn du mit „zweierlei Maß misst", also heute nach den alten, morgen nach den neuen Werten urteilst, wirst du zerrissen. Dann verdoppelt sich die Mühe und der Weg muss mehrfach zurückgelegt werden, immer hin und her. In gewissem Umfang ist das normal, aber finde lieber schnell zu einer Entscheidung. Das schont deine Kräfte.
Wenn du diesen Umstand verstehst, begreifst du auch die Unzufriedenheit. Du kannst ja weder hier noch dort wirklich ankommen.
Die Ansprüche der jeweils beteiligten Personen werden immer wieder enttäuscht. Wie reagieren sie auf dich?
Verständlich, dass du in dieser Zwickmühle am liebsten nur noch deine Ruhe hättest. Aber wo findest du sowas? Selbst auf die berühmte einsame Insel nimmst du deine innere Stimme mit. Und dann geht das Spiel von vorne los.
Die Lösung? Höre genauer hin, was die innere Stimme spricht.
Hab keine Angst vor den Konsequenzen. Es wird sicher nichts verlangt, was du nicht leisten kannst. Wenn doch, solltest du deiner inneren Stimme misstrauen und untersuchen, was ihre Absichten sind. Vielleicht gehört sie gar nicht zu dir?
Das Auge des Adlers kann, wenn es will, sehr genau hinschauen.

In der Seelenebene:

Das Hin und Her kennt deine Seele bei diesem Thema noch sehr gut. Es gibt Erinnerungen an Berufung, ob nun erfüllt oder nicht. Es gibt vor allem die Erfahrungen aus den alten Entscheidungen.
Hat jemand verweigert, dem Ruf zu folgen und ist später in endlosen Depressionen versunken?
Hat jemand vollen Herzens alles erfüllt und musste trotzdem schmerzhafte Erfahrungen mit der Welt machen?

Nicht immer wurden die „spirituellen Spezialisten" von ihrer Umgebung wertgeschätzt. Wie auch immer die Bilder aussehen, es beschäftigt dein Unterbewusstsein bei dieser Frage heute noch. Aber heute ist heute!
Vielleicht existiert für dich gar keine Berufung, sondern nur die Befürchtungen deiner Seele. Vielleicht ist heute eigentlich alles ganz simpel und nur dein Unterbewusstsein rumort noch?
Untersuche, ob deine Frage/dein Thema von dir eine bestimmte Ausrichtung verlangt.
Bist du bereit, deinen Blick voll und ganz in diese Richtung zu lenken?
Dann höre dir an, was deine Seele dir erzählen möchte - in Träumen und Geschichten, die dir begegnen und dich berühren.
Du hast heute ganz andere Möglichkeiten als in den teilweise doch recht dunklen Zeiten der Vergangenheit.
Erkläre deiner Seele die Gegenwart und versuche, die Verstrickungen der Erinnerungen aufzulösen.

Lösungsweg:

Wenn das Ohr bereit ist zu hören - wird das Auge den Weg wissen.
Du hast mit deinem Thema das Adlernest verlassen.
Baue dafür nun dein eigenes Nest und du wirst die Dimension des Schutzes begreifen, der dich begleitet.

Zoologie:

Der Weißkopfseeadler mit seinem einschüchternden zoologischen Namen (hali = Meerwasser, aietos = Adler, leukos = weiß, kephale = Kopf) gehört zur Familie der Habichtartigen und der Gattung Seeadler.
Seine Heimat ist Nordamerika, er ähnelt in allem dem europäischen Seeadler. Er ist der Wappenvogel der USA.
Seit dem Verbot von DDT (sehr giftiges Insektizid) und der Bejagung haben sich seine Bestände soweit erholt, dass er nicht mehr als vom Aussterben bedroht gilt.

Der Körper erreicht Längen bis neunzig Zentimeter, seine Flügelspannweite bis zu zweieinhalb Meter und das Gewicht kann bis zu sechs Kilogramm erreichen. Kopf, Hals und Schwanz sind weiß, der Korpus und die Flügel dunkelbraun. Füße, Schnabel und Iris sind hellgelb. Weibchen sind deutlich größer und schwerer als Männchen.

Bevorzugte Nahrung sind Fische und Wasservögel, zur Not auch Aas.

Adler leben in lebenslanger Einehe. Man hat ausgeprägtes freudiges Liebesspiel in der Luft dokumentiert. Paarungszeit ist im Frühjahr. Es werden ein bis drei Eier gelegt und fünf Wochen lang bebrütet.
Die Küken sind nach gut zwei Monaten flügge. Beide Eltern kümmern sich um den Nachwuchs. Alle Küken werden gleichmäßig gefüttert.
Das Nest wird auf hohen Bäumen oder in Felswänden gebaut. Es wird jahrelang benutzt und kann mit der Zeit mehrere hundert Kilo schwer werden.
Die jungen Adler sind erst nach fünf bis sechs Jahren geschlechtsreif.
In freier Wildbahn erreichen sie ein Alter von durchschnittlich zwanzig Jahren, in Gefangenschaft kann es problemlos doppelt so lange dauern.
Nur die Hälfte der Jungvögel überleben das erste Lebensjahr. Raubvögel und Raubtiere sind ernste Bedrohungen, aber auch die Gefahren der Zivilisation.

Adler besitzen tatsächlich ein sehr gutes Sehvermögen.

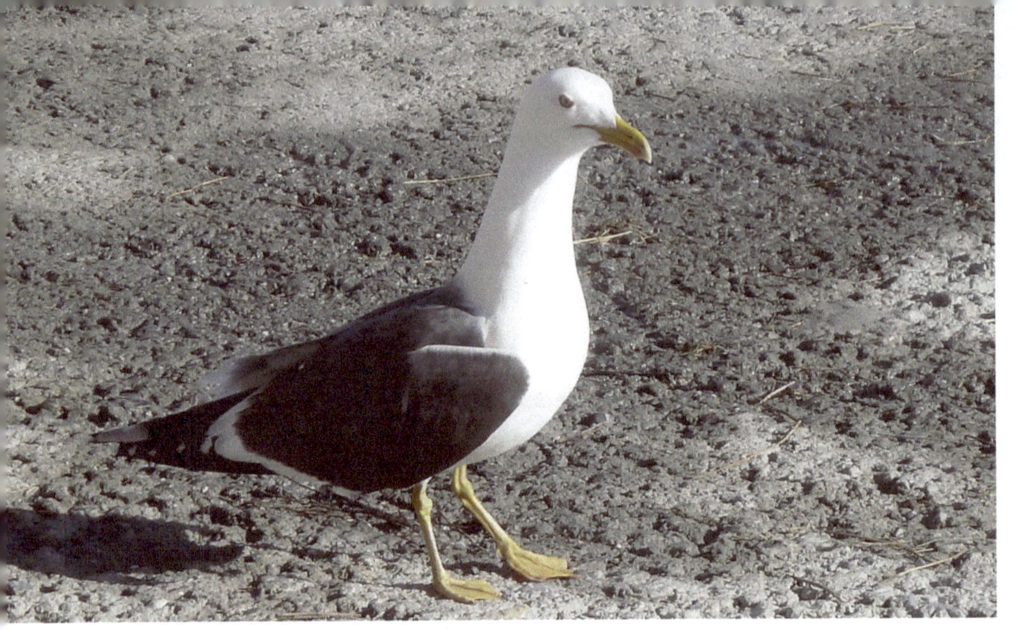

Larus argentatus - Silbermöwe
Trennungsschmerz - Freiheit durch Kontakt

- Sehnsucht nach einem fast unerreichbaren Ziel
- Leidet unter großem Seelenschmerz
- Was lässt deine Stimmung kippen?
- Zeichnet sich durch eine andere Lebensanschauung aus
- Kann der Herzens-Verantwortung nicht gerecht werden
- Hält Abstand zu Familien- und Gruppenstrukturen
- Fühlt sich innerhalb dieser Verbände „außen vor"
- Hat Angst vor Ausschluss, Eigenkontrolle durch Abstand

Es gibt viele Gründe für das Ende einer Beziehung. Selten geschieht es freiwillig. Auch wenn man die Trennung aktiv herbeigeführt hat, bedeutet das nicht, „freiwillig" gehandelt zu haben.

Nicht nur zwischen zwei Liebenden besteht eine Beziehung.
Jede Verbindung ist auch eine Beziehung, wenn wechselseitig Ansprüche

und Erfahrungen bestehen. Politische Beziehungen und diplomatischer Austausch beruhen genauso auf Geben und Nehmen wie familiäre oder berufliche Beziehungen.

Beziehungen werden getrennt, weil andere Interessen gewichtiger oder bedeutender geworden sind. Was nicht einfach getrennt werden kann, sind die Gefühle, die zu dieser Beziehung gehören.

Trennt man sich im beiderseitigen Einvernehmen, besteht die Chance, dass man die positiven Gefühle mit in die Zukunft nehmen kann und auf ihnen etwas Neues aufbaut. In diesem Idealfall haben alle Beteiligten ein leichtes Herz und wünschen einander Gutes.

Wieviele Trennungen kennt man, bei denen es so gelaufen ist?

Für gewöhnlich leiden beide Seiten. Auch derjenige, der die Trennung aktiv herbeigeführt hat, ist nicht frei vom Trennungsschmerz. Zusätzlich können Schuldgefühle, besonders die unbewussten, einen Neuanfang erschweren.
Tatsächlich existiert obendrein noch ein gewisser Erfolgsdruck:
Wenn man schon Trennungsschmerzen erleben muss, sollte das Folgende doch bitteschön den Preis wert sein!

Wie verarbeitet ein Kind eine Trennung? Ob diese durch Scheidung, Tod oder andere Umstände geschah, ist zweitrangig.
Ein Kind kann unmöglich allein verarbeiten, was es erlebt. Erhält es keine Unterstützung, keine verständnisvolle Zuwendung durch einen Erwachsenen, wird es diese Wunde in sich vergraben. Äußerlich sieht dann vielleicht alles „ganz normal" aus, das Kind spielt wieder und wächst, aber tief innen trägt es unbewältigte Gefühle, die sich später ihren Ausdruck suchen werden. Die Arbeit mit dem Inneren Kind darf also solche Trennungserlebnisse nicht ignorieren.

Die vielfältigen Gefühlsverstrickungen durch Trennung heilen nur langsam. Oft werden sie immer wieder neu getriggert durch weitere Trennungserlebnisse.

Natürlich möchte das Unterbewusstsein diese Erfahrungen verarbeiten und wir wissen, dass die Beschäftigung mit einem Thema im Außen eine Anziehungskraft verursacht, die ähnliche Erfahrungen „schenkt".
Einfach, um es endlich zu verstehen.

Mit einem unerlösten Silbermöwen-Seelenzustand wird das freie Handeln eingeschränkt durch alten, möglicherweise bis ins Unterbewusstsein verschobenen Trennungsschmerz.
Bestimmte Trigger erinnern aber an das vergangene Erlebnis. Das kann bewusst passieren, angerührt durch ein Lied oder einen Ort. Das kann aber auch ganz unbewusst geschehen.
Durch Kinderlachen oder Wetterphänomene, Gerüche oder Klänge werden die alten Gefühle berührt.

Plötzlich steigt starke Sehnsucht auf. Und sofort wird klar, dass man „das", jenes Ziel der Sehnsucht, wahrscheinlich niemals mehr zurück bekommt. Selbst wenn man weiß, dass die Trennung richtig war, selbst wenn man verstanden hat, dass es heute viel besser ist, selbst dann wird solche spontane und schmerzhafte Sehnsucht stattfinden.
Man kann probieren, die Trigger zu vermeiden.
Das führt dann zu einem erhöhten Maß an Selbstkontrolle. Es ändert aber nichts an den unverarbeiteten Gefühlen, die das Herz belasten.

Im Silbermöwen-Zustand geht man innerlich auf Abstand, um Berührungen durch den alten Trennungsschmerz zu vermeiden.
Das führt dazu, sich auch tatsächlich „außen vor" zu fühlen.
Es kann nicht wirklich ein tiefes Band von Gemeinschaft entstehen, weil ein entscheidender Teil des Herzens nicht bereit war und ist, sich völlig zu öffnen.
Gleichzeitig schmerzt diese Position im Außen, weil man ja gerade eine tiefe Gemeinschaft vermisst. Es dreht sich im Kreis.

Was kann die Lösung sein?
Zuallererst Kontakt!
Kontakt zu diesem Trennungsschmerz, so weh es auch tun mag. Sich selbst eingestehen, dass dieser Schmerz ein Teil des eigenen Lebens ist.

Und danach beschließen, dass dieser Preis nun bezahlt ist und ein Neuanfang beginnen darf.

Zu diesem Neuanfang gehört unbedingt, in Kontakt zu gehen mit dem, was man so sehr vermisst. Ob das nun physisch geschieht oder nur in der Vorstellung, ist dem Gehirn völlig egal.
Und während man den Kontakt empfindet, darf das Herz noch einmal wirklich Abschied nehmen.

Sich eingestehen, dass man „das Alte" gern hatte, vielleicht geliebt hat, vielleicht aber auch damals gar nicht recht zu schätzen wusste. Das „Alte" freudig anschauen, sich selbst und allen Beteiligten die Verstrickungen verzeihen, die man erlebt hat.

Auf diese Weise kann man mit dem Guten in Kontakt bleiben und trotzdem voll und ganz im jetzigen Leben stehen.
Es werden Kräfte frei durch diese Anerkennung. Man kann heraustreten aus dem Sicherheitsabstand. Die Wolken des Herzens verziehen sich und der Geist kann klar wahrnehmen, was ihn erfreut und wo er gerade steht. Denn auch in der Gegenwart bestehen Bindungen, die man wahrnehmen sollte.
Wenn die Vergangenheit nicht mehr „gefährlich" ist, können die Kräfte der Erinnerung wieder die Gegenwart begeistern.

In der persönlichen Ebene:

Wovon oder von wem wurdest du getrennt?
Kannst du eine verstorbene Person nicht loslassen?
Hast du selbst etwas beendet, was dir heute fehlt?
Fühlst du dich vielleicht sogar verantwortlich für die Zustände, in dem sich das Verlassene heute befindet?

Deine Frage/dein Thema berührt solche Gefühle.
Deine Handlungsfreiheit wird eingeschränkt durch einen Trennungsschmerz, den du lieber nicht wahrhaben willst.

Etwas in dir möchte heute noch Verantwortung übernehmen - aber wofür?
Es ist eigentlich klar, dass man niemanden vor dem Tod bewahren kann. Trotzdem gibt es solche „unlogischen" Gefühle.
Es ist genauso klar, dass man besser Abstand hält zu jeder Art von Übeltäter. Trotzdem bestehen vielleicht Gefühlsbindungen, die man sich erstmal eingestehen muss.

Bevor die alten Bindungen nicht aufgeklärt sind und du dir das Ausmaß deiner Gefühle nicht deutlich gemacht hast, wirst du den inneren Abstand zu deinen gegenwärtigen Themen nicht verringern können. Denn der innere Abstand ist ein Mechanismus, der dir vielleicht erst bewusst werden muss.
Dein heutiges Thema hat irgendwie einen Bezug zu altem Trennungsschmerz. Du bist es gewohnt, diesen in dir und vor dir zu verbergen. Warum? Weil du der Meinung bist, dass du von deinen Mitmenschen ein Kopfschütteln erntest, wenn es öffentlich würde.

Also gehst du vorsorglich selber in den inneren Abstand - zu den schmerzhaften Gefühlen genauso wie zu den Menschen, die um dich herum sind. Man kann nämlich nicht gleichzeitig Nähe und Abstand haben.

Wenn du alle diese starken Gefühle als deine eigene Kraft begreifen lernst, kannst du es schaffen, der Gegenwart ins Auge zu sehen.
Eine Gegenwart „ohne".
Das erträgst du, wenn du wie eine Möwe die Größe des Ozeans verstehst. Die Größe deines Schmerzes ist vielleicht genauso groß. Aber das Kommen und Gehen der Wellen beruhigt dein Herz und lindert die Sehnsucht.
Es wird heilen - langsam aber sicher.

Und du erlangst die Freiheit deiner Gefühle zurück. Überschäumende Freude durch Kontakt mit deinem geheilten Herzen - es lohnt sich!

In der Ahnenebene:

Wer in deiner Ahnenreihe konnte bei deinem Thema nicht seiner Herzens-Verantwortung gerecht werden?

Vielleicht weil es wichtige offizielle Verbindlichkeiten gab, die das verhinderten?

Ein häufiges Muster nicht nur in früheren Zeiten ist eine „Liaison", möglicherweise noch mit gemeinsamem Kind, die geheim gehalten wurde. Die eigentliche Ehe ist bindend und wird nach außen hin erfüllt, die Sehnsucht geht aber zu ganz anderen Menschen.
Auch die damals noch verbotenen Liebesbeziehungen unter Gleichgeschlechtlichen wurden als unerreichbares Ziel mit großer Sehnsucht geheim gehalten. Es war eben ganz unmöglich, „so" zu sein.
Genauso schmerzhaft erlebten aber die Vertriebenen des Weltkriegs den Verlust ihrer Heimat.
Es handelt sich dabei nicht um Trauer über Verstorbene, sondern eher um eine Form von Heimweh. Das Alte existiert vielleicht noch, ist aber unerreichbar oder völlig verändert.

Bringe nun deine Frage mit solchen Gefühlen in Verbindung. Wenn die festgehaltenen Herzensenergien deiner Ahnen von dir bemerkt und gewürdigt werden, können sie schmelzen und heilen. Dann fließen die starken Emotionen wieder im Fluss des Lebens mit und du gewinnst die Freude deiner Ahnen für dein Thema.

Auf der Torwächter-Position:

Du wirst deine Frage nur positiv lösen, wenn du den Sicherheitsabstand in dir bemerkst und veränderst. Mit diesem Abstand kontrollierst du die Erinnerungen, die zu diesem Thema gehören.

Etwas war schmerzhaft oder mühsam. Es wurde beendet - weißt du noch wie?

Selbst wenn du erleichtert warst, ist doch auch ein Teil verloren gegangen, den du geliebt hast. Mit dem du so tief verwurzelt warst, dass du es noch nicht mal mehr bemerkt hast. Es gehörte ganz zu dir - und dann war es vorbei.

Ein Teil deines Herzens ist immer damit verbunden geblieben. Deshalb gerätst du bei diesem Thema in eine innerliche Distanz.
Daraus entsteht diese mangelnde Zugehörigkeit zu der Gruppe, die zu deiner Frage gehört: Eigenkontrolle durch Abstand.
Was war an der früheren Verbindung falsch?
Sind die jetzigen Verhältnisse nur ein Kompromiss für dich?
Weißt du die Gründe für die Trennung?

Die Lösung dieses Kernkonflikts in deiner Frage besteht in der - innerlichen - Kontaktaufnahme mit dem Vergangenen.
Suche nach der alten Herzensbindung und fühle ihr nach. Mit Kraft und Klarheit ordne deine Gefühle. Anerkenne den Wert, den du vielleicht verloren hast. Erinnere dich an alles, was gut war. Benenne auch das, was zur Trennung geführt hat.
Wenn du den Trennungsschmerz respektierst und zulässt, wird er - in seinem Tempo - ausschwingen.
Dann endet die Kontrolle und du hast die Freiheit, dich deinem Thema mit aller Herzenskraft zu widmen.

In der Seelenebene:

Bist du dir darüber im Klaren, dass dein Thema/deine Frage an etwas rührt, dass deine Seele noch nicht loslassen will? Es sind unverarbeitete Trennungen geschehen, die in deinem Unterbewusstsein noch präsent sind. Es entsteht Sehnsucht, die von deinem heutigen Thema berührt wird.
Praktisch ist es ohne Bedeutung, sich an konkrete Situationen zu erinnern. Es geht im unerlösten Silbermöwen-Seelenzustand darum, anzuerkennen, dass es diese starke Sehnsucht zu einem nicht mehr greifbaren Zustand gibt. Vorgänger von dir haben etwas verloren und

so schmerzhaft vermisst, dass sich dieses Gefühl quer durch die Inkarnationen weiter erhalten hat - und es hängt thematisch irgendwie mit deinem heutigen Thema zusammen. Natürlich nicht in den konkreten Situationen, aber in den Gefühlen, die daran beteiligt sind.

Du brauchst also das Vertrauen, solche Zusammenhänge zu akzeptieren. Verliere dich nicht in Spekulationen über mögliche Szenarien der Vergangenheit, sondern nimm die sehnsüchtigen Gefühle in geistiger Klarheit wahr.
Sie werden langsam heilen, wenn sie Anschluss an die Gegenwart bekommen. Im Begreifen des ewigen Kreislaufs allen Lebens relativiert sich der Trennungsschmerz.

Lösungsweg:

Du hast die Fähigkeit zu tiefster Freude nie verloren.
Große Kraft und geistige Klarheit stehen dir zur Verfügung.
Nutze sie, um die Kraft deiner Ahnen zu begreifen.

Zoologie:

Die Silbermöwe gehört zur sehr großen Familie der Möwenverwandten mit Namen Larus. Sie ist die häufigste Großmöwe in Nordeuropa. Die Flügelspannweite kann bis anderthalb Meter betragen, sie erreicht etwa sechzig Zentimeter Körperhöhe. Männchen werden nur wenig größer als Weibchen.
Der gelbe Schnabel hat an der Unterseite einen roten Fleck und ist leicht gekrümmt. Die Iris ist gelb. Das reinweiße Gefieder mit blaugrauen Flügeloberseiten schimmert im Licht, deshalb lautet ihr Name „argentatus" = silbrig.
Jungvögel tragen vier Jahre lang ein bräunlich-weißes Gefieder.
Silbermöwen erreichen ein hohes Alter, bis zu fünfunddreißig Jahre sind nachgewiesen.

Untereinander kommunizieren Möwen mit einem breiten Spektrum an Lautäußerungen, die recht lautstark sein können. Es scheinen komplexe Bedeutungen damit ausgetauscht zu werden.

Möwen haben die Fähigkeit entwickelt, Salzwasser trinken zu können. Das Salz wird in speziellen Drüsen gesammelt und über die Nasenlöcher ausgeschieden.

Ursprünglich brüten Möwen an felsigen Steilküsten oder in geschützten Dünenlandschaften, neuerdings breiten sie sich aber auch in den küstennahen Städten auf Dächern und Gemäuern aus.
Sie sind sehr erfinderisch beim Auffinden von Nahrung und keineswegs auf Fisch beschränkt. Schlachthöfe und Mülldeponien werden gründlich durchsucht, auch geschlossene Müllbeutel sind nicht vor ihnen sicher. Pflanzliche Nahrung wie Beeren, Algen oder Getreide ergänzen die Nahrung in geringem Maß.

Möwen haben ein ausgesprochen kreatives Sozialleben, neben der Monogamie existieren weitere Beziehungsmodelle. Jungvögel bleiben lange bei den Elternvögeln und werden auch noch gefüttert, denn sie „betteln“ hartnäckig.
Im Mai werden zwei bis drei Eier gelegt und einen Monat lang ausgebrütet. Die Partner wechseln sich dabei ab. Die Küken brauchen bis zu zwei Monate, bis sie das Nest verlassen.

Nur in sehr kalten Regionen sind Möwen Zugvögel, in unseren Breiten überwintern sie für gewöhnlich. Es gibt kleine, aber auch sehr große Populationen mit bis zu 20.000 Individuen.

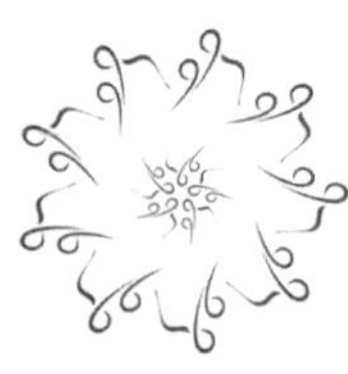

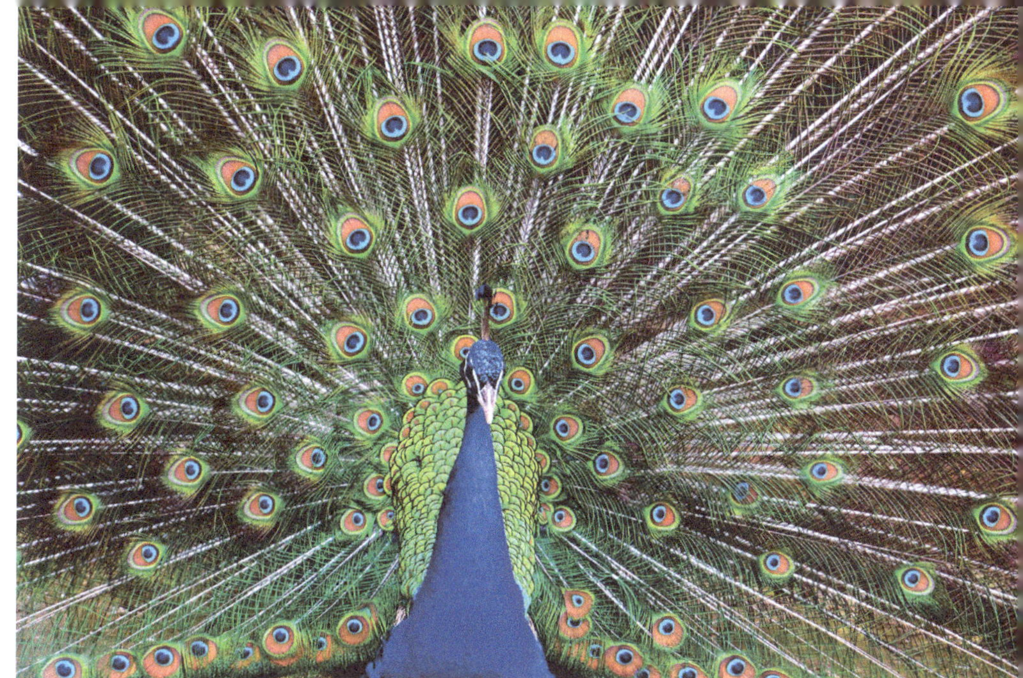

Pavo cristatus - Pfau

Anmaßung - Freiheit durch Gelassenheit

- Streben nach irdischer Spiritualität
- Fühlt sich nicht wertgeschätzt
- Gedemütigt durch Materielles/Pflichten/Irdisches
- Großes Misstrauen und Vorahnungen schaffen Distanz
- Unfähig zu genießen, ist getrieben
- Muss alles besser machen und wissen
- Fühlt sich allein und ohne Unterstützung
- Fühlt die ganze Welt als Missverständnis

Wer sitzt denn hier auf dem Pfauenthron?
In einigen asiatischen Kulturen war/ist dies der Platz für einen - angebeteten - Herrscher. Die Macht wurde dem Vorfahr dieses Herrschers von Gott persönlich verliehen und wird vererbt. Der Pfauenthron gilt als Symbol von Prächtigkeit und Macht.

Auch der Pfau genießt höchste Verehrung als Symbol des Himmels, der Unsterblichkeit, Schönheit und Pracht des Paradieses. Schlägt der Pfau sein Rad, schauen tausend Augen aus dem Himmel auf uns herab. Dass der Pfau sein Rad als Dominanzgeste zeigt und damit seine Überlegenheit, Gesundheit und Fortpflanzungsfähigkeit demonstrieren will, führt gleich in den Kern des unerlösten seelenhomöopathischen Ausdrucks.

Anmaßung wird definiert als die unberechtigte Inanspruchnahme von Vorrechten, Titeln oder Privilegien. Eine anmaßende Person schätzt ihren eigenen Wert, ihren Rang oder ihre Fähigkeiten unrealistisch hoch ein. Die Tragik der Anmaßung besteht darin, dass die Person dieses Verhalten nicht als falsch empfindet. Es steckt keine bewusste Lüge darin, sondern die Überzeugung, „etwas Besseres" zu sein.
Manchmal reicht diese Überzeugung aus, um die Umgebung ebenfalls davon zu überzeugen. Kennt nicht jeder jemanden, der viel Wind um die eigene Person macht, ohne den Posten, den er besetzt, auch wirklich auszufüllen? Irren ist eben sehr menschlich.

Aber hier haben wir es ja mit einem seelenhomöopathischen Problem zu tun. Hier geht es um uns selbst und da wird es knifflig.
Man würde sich nicht mit sich selbst auseinandersetzen, wenn man ganz ungebrochen an die eigene Größe glauben würde. Hier ist es eher eine Mischung aus Erinnerungsfetzen und Antrieb zu „Höherem" - was ja stets außerhalb der Banalitäten des Lebens gesucht wird. Zu dieser Auseinandersetzung mit sich selbst gehört auch die Selbstkritik.

Glaubt man dem Buddhismus, können wir uns nach unserem Ableben für einige Zeit in Sphären des Jenseits befinden, die als „göttliche" Sphären beschrieben werden. Durch erworbene karmische Verdienste logiert man quasi im First-Class-Hotel. Das Problem bei der Sache: genau wie ein Urlaub ist auch dieser Aufenthalt begrenzt und findet sein natürliches Ende, wenn die karmischen „Bonuspunkte" aufgebraucht sind. Und dann folgt eine ganz gewöhnliche Inkarnation als Mensch.
Alle Erinnerungen an die Erhabenheit schwingen noch nach, während man - vielleicht sogar ganz privilegiert - in einem behüteten Elternhaus

aufwächst. Aber in unserer Welt gelten eben die irdischen Maßstäbe und Gesetze. Die kümmern sich nicht um Erinnerungen, sondern um erfüllte Aufgaben, um Zeugnisse, um Politik, um Posten und Erfolg.
Man braucht Ellbogen, um sich durchzusetzen.
Wie leicht kann sich da der Irrglaube einschleichen, dass man nur wieder „göttlich" genug sein muss, um die herrlichen Verhältnisse zurück zu bekommen. Man imitiert also einfach ein Verhalten, dass als spirituell angesehen wird. Leider reicht die Form allein niemals aus, sie muss auch mit Inhalt gefüllt werden. Es ist eine harte Lektion des Schicksals, langsam zu erkennen, dass die paradiesischen Zustände ebensowenig von Dauer sind wie die schlimmen.

Eine Spielart unerlöster Pfauenfreiheit kann auch beim Inneren Kind vorhanden sein. War man während der ersten Jahre absolut Prinz/Prinzessin der Familie? Richtete sich alles an den Bedürfnissen des Kindes aus und wurde jeder Wunsch erfüllt?
Eine solche Kindheit versäumt es, den Menschen auf das wahre Leben vorzubereiten. Im wahren Leben bekommt man natürlich nicht immer alles so, wie man es sich wünscht.
Diese Frustration lernt sich als Kind leichter als später. Wenn man diese Lektion noch nicht gemeistert hat, kann sich leicht eine anmaßende Anspruchshaltung gegenüber der Umgebung bilden. Hier muss man sich selbst ehrlich auf die Schliche kommen.

Mit einer unerlösten Pfauenfreiheit werden die Bemühungen stets an - unerfüllbaren? - hohen Maßstäben gemessen. Nichts ist einfach so gut genug. Es muss besonders gut sein, besonders transzendent, besonders einmalig, besonders exquisit. Warum eigentlich? Es ist dieser schmerzhafte Antrieb nach Rückkehr ins Paradies.
Das Irdische ist „ungenießbar". Das Irdische ist empörend, weil es sich keine Mühe gibt, einzigartig zu werden.

Leider ist all dieses Streben so ganz und gar nicht erlösend. Es verhindert sogar das „Aufwachen", weil man den größten Teil des Lebens - Körper, Erde, andere Menschen - als Behinderung oder Zumutung wahrnimmt. Das wahre Paradies der All-Einheit schließt aber nichts aus.

Sich selbst als „fortgeschritten" anzusehen ist eine Anmaßung, die hier aus einer starken Sehnsucht ins Paradies erklärt werden kann. Ob sie der Realität entspricht, wird sich zu gegebenem Zeitpunkt beweisen.

Wenn also der Pfau in seinem unerlösten seelenhomöopathischen Aspekt nur als „herausgeputzter Vogel" gelebt werden kann, wird die Freiheit eingeschränkt vom Zwang zur Exklusivität, zum „Besser-Sein".

Eine erlöste Pfauenfreiheit macht aus dem Trennungsschmerz von der paradiesischen Welt eine Kunst: in Wort, Bild, Musik und Skulptur entstehen Werke, die die Zeit überdauern können und die Erinnerung an den Ursprung unseres Daseins in uns allen wecken. Im alltäglichen Leben kann eine Pfauenfreiheit die banalsten Momente mit Schönheit aufwerten und das Besondere in der Banalität verankern. Mit Gelassenheit nimmt man an der Entfaltung des eigenen Potentials teil.

In der persönlichen Ebene:

Es empört dich maßlos, dass nicht alle mitmachen. Man könnte so viel erreichen, wenn sich alle an das halten, was ausgemacht wurde.
Die Erfahrung zeigt aber, dass es immer so war und wohl auch bleiben wird.
Wonach strebt deine Frage/dein Thema? Bist du auf andere Menschen angewiesen, um dein Ziel zu erreichen?
Scheinbar verstehen dich viele Menschen nicht. Du wirkst, wenn es um deine Frage geht, angestrengt und unangenehm bemüht.
Dabei willst du nur höchste Ergebnisse erreichen.
Was ist falsch daran?
Nun, ein großes Missverständnis besteht darin, dass nicht alle nach Perfektion streben. Das verursacht bei vielen eher Stress. Und obendrein hat es der Mensch ganz allgemein gern bequem. Für dich ist aber - so zeigt es der Pfau - bei diesem Thema nur das Perfekte der Maßstab.
Du hast nicht die Freiheit, mittelmäßige Ergebnisse zu erzielen.

Was würde passieren, wie würde es sich anfühlen, wenn du ganz und

gar durchschnittliche oder banale Ergebnisse erreichst?
Wer wäre Schuld?
Der Pfau, wenn er frei und erlöst ist, gibt dir die Fähigkeit, Gift und Schadstoffe zu neutralisieren. Also missgünstige Kommentare (auch von dir) oder Hemmnisse. Aber diese Fähigkeit kann nur zur Wirkung kommen, wenn du mit dem Pfau fliegst. Und das bedeutet, auch mit ganz mittelmäßigen Fähigkeiten einverstanden zu sein.
Pfauen sind keine Flugkünstler!
Aber er hat andere Qualitäten, die gut brauchen kannst. Es werden prächtige Ergebnisse erreicht, wenn du lernst, dich gehen zu lassen. Nicht zwanghaft nach dem Höchsten streben, sondern einverstanden sein mit dem gelegentlichen Plumpsen, ohne Peinlichkeit.
Dann wird das Gift der Anmaßung und die Schadenfreude der Umgebung einfach von der Kraft des Pfau neutralisiert.

In der Ahnenebene:

Es erreichen dich sehr hohe Ansprüche von deinen Ahnen bei deinem Thema/deiner Frage. Du weißt hoffentlich, was von dir erwartet wird?!?
Erfülle dein Erbe.

Wie könnte dieses Erbe im Zusammenhang mit deiner Frage aussehen?
Das Ziel deiner Vorfahren war bei deinem Thema sehr weit gesteckt, sehr ambitioniert. Man hielt sich möglicherweise für „etwas Besseres", jedenfalls für herausgehoben und wichtig - immer bezogen auf deine Frage.
Solche Anmaßung kann sich auch in einer Verweigerung verstecken.
Jedenfalls waren sie ganz sicher nicht entspannt und locker, was deine Thematik angeht.

Für dich ist wichtig, dass du diese Ansprüche auf exklusive Ergebnisse erkennst und los lässt. Selbstverständlich kannst du dann trotzdem dein Bestes geben und Wichtiges erreichen - aber eben aus einem gesunden Selbstwert heraus und nicht in solcher Anspannung.
Werde gelassen gegenüber den Träumen deiner Ahnen.

Auf der Torwächter-Position:

Der Kernkonflikt in deiner Frage ist deine Strebsamkeit. Bei diesem Thema lässt du dir keine Ungenauigkeiten, keine Banalitäten oder Großzügigkeiten durchgehen. Leider auch nicht den anderen Personen, die hier beteiligt sind. Das hohe Ziel soll und muss erreicht werden.
Was ist dieses hohe Ziel?
Formuliere bitte genauer, was deine Frage mit dem Erreichen höchster Maßstäbe zu tun hat. Der Begriff der Spiritualität ist dabei nicht nur auf „religiöse" Dinge anwendbar, sondern einfach auf alles, was einem Menschen „heilig" sein kann. Das ist ohne weiteres auch im Spitzensport zu finden, in Musikwettbewerben, Schönheitskonkurrenzen oder Architekturausschreibungen.

Du meinst vielleicht, dass niemand um dich herum deine Ziele wirklich verstehen kann. Du empfindest die Banalitäten des Alltags als unendlich störend, weil sie dich davon abhalten, dein hohes Ziel zu verwirklichen. Kleine Zwischenerfolge kannst du gar nicht genießen, denn das Ziel ist noch nicht erreicht. Und niemand scheint dich in deinem Streben zu unterstützen. Man wirft dir möglicherweise distanziertes Verhalten vor, Besserwisserei oder Arroganz. All das ist aber nur Ausdruck deines Drangs, ein - unerreichbares? - Ziel zu erreichen.
Was kann diesen Torwächter befriedigen?
Werde dir bewusst, was die Ursache der Dringlichkeit zur Perfektion ist. Werde dir bewusst, dass du wahrscheinlich nicht „Erlösung" finden wirst, wenn deine Frage/dein Thema zu einem Ende gebracht sind.
Werde dir der stets gleichzeitigen Anwesenheit von Schönheit und Hässlichkeit bewusst: mal mehr das eine, mal mehr das andere, aber immer beide. Wie es im Yin-Yang-Zeichen so perfekt ausgedrückt ist.
Mit keiner Bemühung wirst du diese irdische Gesetzmäßigkeit durchbrechen, versprochen.
Und in diesem Wissen darfst du dir spielerisch auch Fehler erlauben.
Du darfst unbeholfen sein wie ein Pfau beim Fliegen. Wenn du ruhig wirst in den Gegebenheiten deines Lebens und deines Themas, können die vielen Augen der Engel dir ihre Grüße aus der himmlischen Heimat schicken.

In der Seelenebene:

Bei diesem Thema hat jemand „ALLES" gegeben. Jede menschliche Regung wurde dem Erreichen des Ziels untergeordnet. Noch schwingt in deiner Seele diese Anstrengung nach, wenn du dich mit deiner Frage befasst. Würdest du dein heutiges Thema als heilig ansehen?
Was könnte damals als heilig-wichtiger Aspekt gegolten haben?
Wenn sich zum Beispiel jemand nach einer erfüllenden Partnerschaft sehnt und aus der Seelenebene eine unerlöste Pfauen-Freiheit drängt, wird der Anspruch an die Partnerschaft automatisch so hoch gesetzt, dass sie an den Alltagsbanalitäten zerbrechen kann.
Aber ein normaler Mann oder eine normale Frau sind nun mal nicht gleich für eine alchymische Hochzeit mit anschließender Transfiguration geeignet. Und das ist ja auch gut so.
Man möchte doch auch seinen Alltag miteinander teilen.

Ein weiterer Aspekt, der sich aus der Seelenebene in dein Thema einmischen könnte, ist der unbedingte Wille, anderen bei der Erlösung behilflich zu sein.
Also Sozialarbeit im weitesten Sinn mit dem Hintergedanken, dass man damit „Karmapunkte" sammelt.
Löse dich bewusst von solchen Bestrebungen, wenn sie nicht zu deinem Thema passen. Erlaube dir, für dein Wohlbefinden zu wirken, ganz ohne den Anspruch, etwas Besonderes leisten zu müssen. Entscheide heute neu, was für deinen Seelenweg entscheidend ist und wie dein jetziges Thema dich aus einer uralten Anspannung herausholen kann.

Lösungsweg:

Überlasse mit jedem Schritt das Schwere der Erde.
Fühle die vielen Augen, die dich unterstützen.
Deine Wunde wird dein Potential.
Deine Art zu fliegen ist nicht von dieser Welt - na und?

Zoologie:

Der Blaue Pfau aus der Familie der Fasanenartigen gilt als der älteste Ziervogel. Ursprünglich heimisch ist er im Dschungel des indischen Subkontinents. Dort kommen Gruppen von Pfauen auf die Felder der einheimischen Bevölkerung zur Nahrungssuche. Sie fressen unter Anderem junge Schlangen, was sie sehr beliebt macht. Schlangengifte können ihnen nicht schaden! Sie können auch sehr zutraulich werden.

Pfauenhähne werden (mit Schleppe) über zwei Meter lang und bis fünf Kilogramm schwer. Pfauenhennen erreichen nur einen Meter und ein Gewicht von etwa drei Kilogramm.
Beide Geschlechter tragen eine Federkrone auf dem Scheitel, daher der Namenszusatz „cristatus“ = kammtragend.
Der Hahn ist am ganzen Körper leuchtend blau und schimmert je nach Lichteinfall grünlich-golden.
Die Schleppe des Hahns besteht aus Deckfedern, die zum charakteristischen Rad aufgestellt werden können. Der Durchmesser kann bis zu anderthalb Meter betragen.
Die Henne ist überwiegend grünlich-grau und schleppenlos.

Auf den Federn der Schleppe befinden sich große irisierende „Augen“, mit denen Angreifer abgeschreckt werden sollen. Reicht diese Drohung nicht aus, werden die Federn zusätzlich in rasselnde Bewegung gesetzt.
Die Federn des Pfaus sind eigentlich dunkelgrau. Sie werden nicht durch Farbpigmente gefärbt, sondern durch eine dünne Schicht von weißem Licht, das in winzigen Luftkammern der Federn eingeschlossen ist.
Durch optische Reflexion erscheint es farbig.

Alle Pfauen sind prinzipiell flugfähig, werden aber natürlich von der Schleppe behindert. Allerdings gilt: je länger die Schleppe, desto gesünder und attraktiver ist der Pfau für die Hennen.

Die Nacht verbringen Pfaue auf Bäumen oder erhöhten Plätzen. In ihrem natürlichen Habitat sind Raubtiere ihre Feinde. Auch für Menschen waren und sind Pfauen ein beliebtes Nahrungsmittel.

Typischerweise leben Pfauen in kleinen Familienverbänden von einem Hahn, mehreren Hennen und den aktuellen Jungvögeln zusammen. Nester werden im Unterholz gebaut, ein Gelege von vier bis sechs Eiern wird vier Wochen lang bebrütet. Die Küken bekommen im Alter von vier Wochen ihre Krone. Erst mit drei Jahren beginnen den männlichen Pfauen die Schleppenfedern zu wachsen, mit sechs Jahren ist die volle Länge erreicht. Mit der Mauser werden auch diese Federn jedes Jahr erneuert. Pfaue können bis zu dreißig Jahre alt werden.

Der Blaue Pfau hat äußerst stark ausgeprägte Geruchs- und Gehörsinne. Außerdem ist er sehr wachsam und vorsichtig. Mit seinem durchdringenden Kreischen warnt er auch andere Tiere.

In verschiedenen Kulturen gilt der Pfau als Symbol von Reichtum, Königlichkeit, Leidenschaft und Unsterblichkeit.
In Indien ist er der Nationalvogel und gilt als heilig. Die Jesiden beten zum Engel Pfau. Im Islam gilt allein eine Pfauenfeder für würdig, als Lesezeichen im Koran zu liegen.

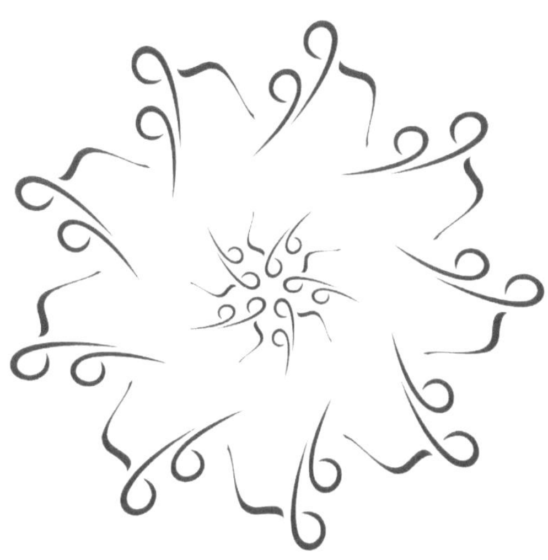

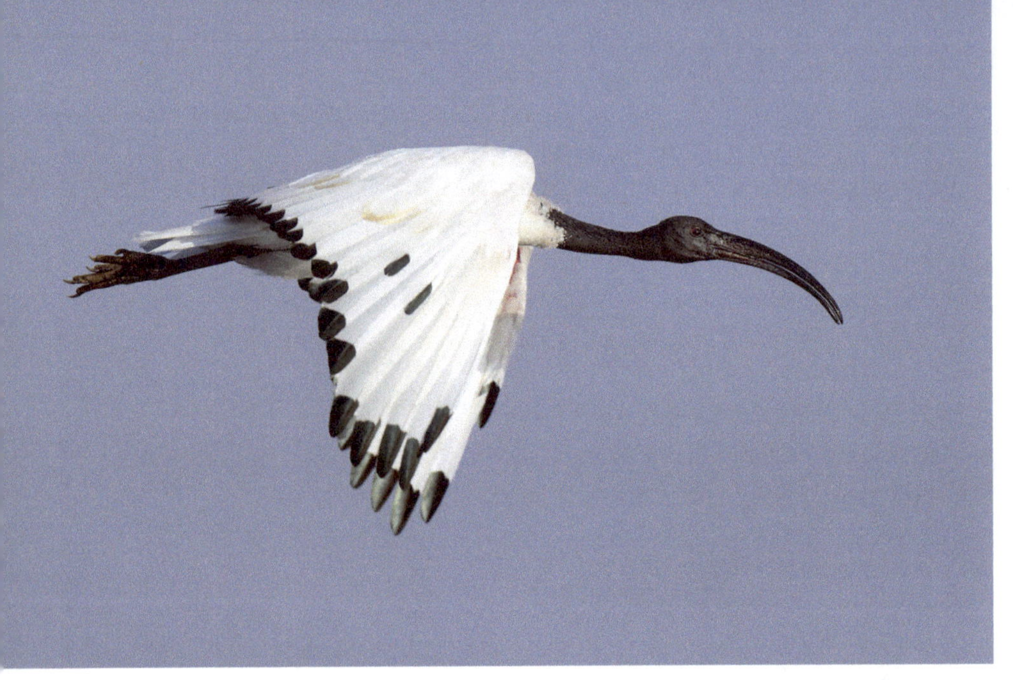

Threskiornis aethiopicus - Heiliger Ibis

Hader - Freiheit durch Inspiration

- Gefangen in der eintönigen Dimension dieser Welt
- Könnte sich göttlich verbunden fühlen, aber -...
- Vehementes Streben nach höheren Ebenen
- Beruflicher Neid und Eifersucht
- Konkurrenzstreit mit Kollegen, Nachbarn, ...
- Das Herz fühlt sich stark belastet
- Kann Falschheit nicht ertragen
- Herz-Schmerz und Ohrgeräusche

Im ägyptischen Altertum wurde der Ibis als Inkarnation des Gottes Thot verehrt.

Großer Wissensschatz, Fruchtbarkeit und Weisheit wurden dem Vogel in dieser Zeit nachgesagt. Sein gekrümmter Schnabel erinnert an die Mondsichel, deshalb war auch die Mondgöttin Isis für die alten Ägypter in ihm präsent.

Wurden aus solchen Verbindungen heraus etwa 1,75 Millionen mumifizierte Ibisse mit größter Sorgfalt in einem Grabmal beigesetzt? Auch das Alte Testament erwähnt Ibisse als Helfertier.

Die Verbindung zur geistigen Welt oder zur Inspiration: DAS Thema jeder spirituellen und künstlerischen Suche. Wo verstecken sich der Stein der Weisen, der Heilige Gral, die entfesselte Kundalinikraft und die Tür zum beseelten Schaffensrausch?
Wie kann man damit eine stabile Kommunikation aufbauen?
Wer lehrt es, die Zeichen zu deuten?

Der Wunsch nach solcher Verbindung existiert in jeder Kultur und zu allen Zeiten. Heute werden neue Wege erkundet, das Prinzip bleibt aber immer ähnlich:
Man braucht eine Art Reiseführer, eine Anleitung oder Ausbildung, vielleicht auch Einweihung. Es wird der volle Einsatz verlangt. Verständlich, dass man das nur schafft, wenn man „seiner" Methode/Lehrer/Führer voll vertraut. Es wird einem ja auch immer versichert, dass man das Ziel der Reise erleben wird, wenn man nur genau genug … .
Der Einsatz ist hoch, die Mühen vielfältig und die Angst, es nicht zu schaffen, immer im Hintergrund.
Ob das Ziel nun eine Solistenkarriere in der Musik, eine herausragende Position in der Medizin oder der Forschung, die Erlangung der Erleuchtung oder einfach nur der Seelenfrieden ist - die Strebsamkeit ist bei allen der gemeinsame Nenner.

Naturgemäß verursacht es Stress, wenn rundherum andere Personen scheinbar das gleiche Ziel anstreben und auch erreichen. Wieso die und nicht ich? Was mache ich falsch?
Man kann dann über die „Reinheit der Lehre" streiten, über Mauschelei oder schlechte Karten, jedenfalls freut man sich bestimmt nicht, wenn andere - scheinbar - etwas erreichen, wofür man selbst bisher erfolglos hart arbeitet.

Der unerlöste seelenhomöopathische Zustand des Heiligen Ibis hadert: mit der Banalität der Welt, mit der Dummheit der Konkurrenz, mit der eigenen Unfähigkeit, stabile Lösungswege zu finden. Es ist ein unlösbarer Konflikt, denn die zugrunde liegenden Gefühle sind vielfältig verschachtelt.

Es ist nicht einfach Neid oder Eifersucht, so banal funktioniert man im Ibis-Zustand nicht. Es ist vor allem die Enttäuschung, dass das eigene Streben nicht zum Erfolg führt (scheinbar). So fühlt es sich an, obwohl selbstverständlich niemand beurteilen kann, was wirklich ein Erfolg wäre.
Am schlimmsten ist dabei der Zweifel an der „richtigen" Verbindung. Habe ich den richtigen Lehrer, die richtige Methode, den besten Weg?

Im Ibis-Zustand hat jede Entwicklung einen Aspekt von Erlösung oder eben gerade nicht Erlösung. Der Alltag, so wie er ist, ist eintönig und langweilig. Das Herz hat große Sehnsucht nach Einheit, Freiheit und eben Verbundenheit mit höheren Dimensionen.

Auch das Innere Kind kann bereits einen Ibis-Zustand erleben.
Eine völlig friedliche und liebevolle Schwangerschaft und leichte Geburt hinterlässt so wunderbare Gefühle, dass man nur schwer akzeptieren kann, als bedürftiger Mensch durch diese Schwerkraft und ihren Stoffwechsel zu tappen. Es muss ein bewusster Abschied aus diesem Frieden stattfinden. Diesen „weisen" Schritt vollzieht ein erlöster Ibis-Zustand. Und auch hier gibt es die Analogie: die Eltern sind wahrscheinlich nie weit weg, die Führung ist anwesend, aber man muss ganz allein „groß" werden.

Ein freier Ibis hadert nicht mit dem Grau der Welt.
Ein freier Ibis hört im eigenen Krächzen den zurückgelegten Weg und das daraus entstandene Ergebnis. So und nicht anders ist es geworden. Ein freier Ibis akzeptiert die Gegenwart als Abbild des Erreichten, in Demut vor den eigenen Verhältnissen.
Nicht der Lehrer ist Schuld am Grau der Unvollkommenheit, nicht die Methode und nicht die eigene Unfähigkeit. Niemand ist schuld! Es gibt hier keine Schuld, sondern Sehnsucht und Hader über die Trennung vom paradiesischen Einheitszustand.

Wenn man die Dissonanzen im eigenen Krächzen friedlich anhören kann - soll heißen, wenn man die eigenen Unvollkommenheiten und Schmerzen ruhig akzeptieren kann, dann wird die Verbindung zu den Lehrern, den Ahninnen und Vorausgegangenen wieder spürbar. Nur ohne Verkrampfung durch Hader ist diese Verbindung wahrnehmbar. Anwesend war sie immer.

In der persönlichen Ebene:

Du nimmst dir bei deinem Thema die Freiheit selbst weg, weil du durch deine Gefühle die Verbindung zur Inspiration und damit zur Leichtigkeit und Farbigkeit der Welt versperrst.
Du gibst dir durchaus viel Mühe, am Ziel anzukommen.
Aber die Anderen scheinen das besser zu machen. Jedenfalls erlebst du bei den Personen, die mit deinem Thema zusammenhängen, mehr Erfolg als bei dir. Ob das wirklich stimmt, kann man nicht genau sagen. Wer weiß denn schon, wo die Wege der Anderen hinführen.
Aber dein eigener Weg steckt zur Zeit und bei diesem Thema im Hader fest. Vielleicht bemerkst du den Hader als solchen gar nicht mehr, so sehr hast du dich abgefunden mit der Notwendigkeit, strebsam zu sein und immer besser zu werden.

Im Grunde machst du das aber nur, um aus der Banalität zu entkommen. Konkurrenzdenken ist dir eigentlich zu blöd, aber warum haben die Anderen mehr Erfolg?
Vor lauter Anspannung reagiert dein Körper mit Tinnitus oder Bluthochdruck. Dein Herz beginnt zu stolpern oder zu schmerzen. Wo ist Hilfe?
Für die Zeit deines irdischen Lebens musst du dich abfinden mit den Begrenzungen dieses Lebens. Wir können nur indirekt inspiriert und geführt werden. Von Angesicht zu Angesicht sehen wir die Geistige Welt nur im unkörperlichen Dasein, und auch das nicht dauerhaft. Den Schmerz über diese Trennung sollst du umsetzen in Seelenentwicklung und Reife. Die Inspiration dafür bekommst du über alle Kanäle deines Wesens, die du dafür öffnest.

Mache dein Herz also weit und lausche den Klängen deiner Ahnen, die in deinen Zellen zu singen beginnen. Lasse dich heilen vom Irrglauben der Trennung.
Finde die Farbenpracht in den Dissonanzen deines Themas.

In der Ahnenebene:

Du bringst ein Thema, an dem schon deine Ahnen gehadert haben. Heute willst du etwas verstehen, was bereits damals mühsam war und sich nun mit Wucht in deinen Weg einmischen will.

In deinem Thema war für manche deiner Vorfahren kein Erfolg beschieden. Dadurch waren sie mehr als nötig neidisch auf die Erfolge der Konkurrenten/Mitstreiter/Nachbarn oder wer auch immer damals dazugehörte. Diese Frustrationen versperren dir heute die eigentlich möglichen Inspirationen aus deinem Erbe. Was du weitergeleitet bekommst, ist eher blockierend für deine Inspiration.
Also verstehe die Gefühle aus deinem Ahnenfeld und löse dich von Erfolgsdruck und Neid. Was auch immer dazu geführt hat, dass deine Vorfahren in diesem Thema weniger erfolgreich waren als andere, muss von dir nur gesehen und gewürdigt werden.
Verändern kannst du es nicht mehr.

Das schaffst du aber nicht durch stures Geradeaus und möglichst wenig Wahrnehmung der Umgebung. Das schaffst du nur durch Öffnung für Leichtigkeit und Einverständnis. Hinter dem begrabenen Hader findest du Inspiration von deinen Ahnen.

Auf der Torwächter-Position:

Bei deiner Frage fühlt es sich so an, als ob es eigentlich keinen Ausweg gäbe. Du bist gefangen in den Verhältnissen, die du zur Zeit erlebst - meinst du. Der Ibis-Torwächter malt deine Umstände in Grautönen und du gibst viel Energie her, um dies zu ändern. Gleichzeitig bist du sehr

genervt, wenn du in deiner Umgebung bemerkst, dass jemand ganz einfach zum Ziel kommt. Das kannst du nicht auf dir sitzen lassen!
Was machst du falsch?
Bemerkst du den Hader, den du jetzt in dir trägst, durch diese Vergleiche?
Das ist der Kernkonflikt:
Du selbst beschränkst deine Wahrnehmung auf Äußerlichkeiten.
Du weißt nicht, wie es um die „erfolgreichen" Konkurrenten wirklich steht, an welchem Punkt ihrer Entwicklung sie sich befinden. Und diese Beschränkung der Wahrnehmung verhindert das Wichtigste, was du für den nächsten Schritt zu brauchen scheinst: die stabile und verlässliche Bindung an deinen (spirituellen) Weg. So zeigt es jedenfalls der Ibis.

Der Inhalt deiner Frage muss nichts mit spirituellen Ebenen zu tun haben. Fragen zu beruflichem Fortkommen scheinen ganz irdisch zu sein - aber das täuscht. Du darfst die Spiritualität hier ganz wörtlich verstehen als „Begeisterung" (spirit = Geist). Ohne diese ist tatsächlich alles Grau. Und durch Begeisterung öffnest du dich für Inspirationen aus deinem Erbe. Da gibt es wahrscheinlich so einiges, was dich inspirieren möchte, aber leider nie so richtig zum Zug kommt durch den Hader.
Du nimmst möglicherweise sehr genau wahr, wo die „Anderen" nicht authentisch sind.

Jedes „So-tun-als-ob" geht dir furchtbar auf die Nerven, aber die Welt um dich herum scheint voll davon zu sein. Die Aufgabe, die dir durch den Ibis-Torwächter gestellt wird, lautet schlicht und einfach: reg dich nicht darüber auf. Lasse jeden Menschen in seinen Wegen wachsen und urteile nicht über diese Wege, selbst wenn sie dir falsch erscheinen.
Dein eigentliches Problem ist der Hader mit der Begrenztheit deiner eigenen Möglichkeiten.

Du möchtest den Himmel erstürmen und bist doch nur ein Erdling.
Nimm es dir nicht zu Herzen! Werde geduldig und lausche auf Botschaften deines Unterbewusstseins, das ununterbrochen mit deinen Ahnen und deiner Seele in Verbindung geblieben ist.

In der Seelenebene:

Deine Seele hat bei diesem Thema schon viel erlebt und gelernt. Deshalb verstehst du auf Anhieb Bezüge und Zusammenhänge, die Andere nicht sofort wahrnehmen. Du bist vielschichtig, wo deine Konkurrenz nur eindimensional zu sein scheint. Es ist nicht klar, ob es diese Fähigkeit zum vernetzten Wahrnehmen ist, die dich ausbremst, oder dein Hader darüber, dass du nicht erfolgreicher bist. Wo du doch scheinbar viel besser als Andere verstehst, was los ist.

Selbst wenn du mehr wahrnimmst als deine Mitstreiter, nutzt es dir gar nichts, wenn du nicht gleichzeitig auch inspirierter bist und deine Welt damit gestaltest. Du hast zu wenig Verbindung zu den Sphären, die hilfreich sein könnten. Suche diese Verbindung, du weißt eigentlich ganz gut, wie das geht. Löse dich vom Hader und ertrage die Begrenztheiten deines Daseins mit Gelassenheit.

Lösungsweg:

Gönne dem Hader eine Pause.
Beginne zu singen …
Die Dissonanz in den Tönen sind die Klänge deiner Ahnen … .
Sie kommen, um zu heilen und zu heilen.

Zoologie:

Der Heilige Ibis (das ist tatsächlich die korrekte Bezeichnung) gehört zur Familie der Ibisse und Löffler in der Ordnung der Schreitvögel. Kennzeichen aller Ibisse ist der lange und abwärts gebogene Schnabel.

Er erreicht Körpergrößen bis fünfundsiebzig Zentimeter und Flügelspannweiten über einen Meter. Sein Gefieder ist reinweiß mit einigen schwarzen Deckfedern. Der Kopf, Schnabel und Beine sind schwarz, die Iris ist braun. Männchen sind stets etwas größer als Weibchen.

Es wurde ein Alter von siebenunddreißig Jahren dokumentiert.

Ursprünglich ist der Heilige Ibis in Afrika heimisch (aethiopicus). In Ägypten, wo er im Altertum als heilig verehrt wurde, ist die Population erloschen. Er lebt immer in der Nähe von Wasser. Je nach klimatischen Verhältnissen sind die Populationen standorttreu oder Teilzieher.

Zur Nachtzeit finden sich die Ibisse zu großen Kolonien zusammen, tagsüber gehen sie allein auf Nahrungssuche. Es wird alles tierische verzehrt, was die Umgebung anbietet (Fische, Krebstiere, Schnecken, Insekten, Reptilien), zur Not auch Aas.
Auch Müllkippen sind für sie interessant. Leider schrecken Ibisse nicht vor der Plünderung von fremden Nestern zurück.
Sie wurden deshalb in Europa auf die Liste der unerwünschten Arten gesetzt. Insgesamt verhalten sie sich diesbezüglich aber ganz ähnlich wie Möwen.

Beide Eltern brüten und pflegen gemeinsam den Nachwuchs. Zwei bis vier Eier werden etwa einen Monat lang ausgebrütet und für weitere fünf Wochen die Küken gefüttert. Sie werden mit hochgewürgtem Schlundinhalt versorgt.

Nachdem in den Siebzigerjahren des 20. Jahrhunderts einige Tiere aus einem bretonischen Zoo entfliehen konnten und sich in den Buchten der Küste des Morbihan ansiedelten, ist die frei lebende Population in Europa von den Niederlanden bis nach Italien auf viele tausend Individuen angewachsen. Man befürchtete ökologische Schäden.
Eine französische Langzeitstudie hat dies widerlegt.

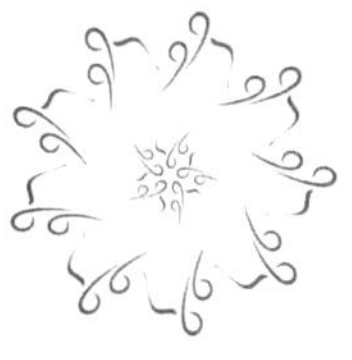

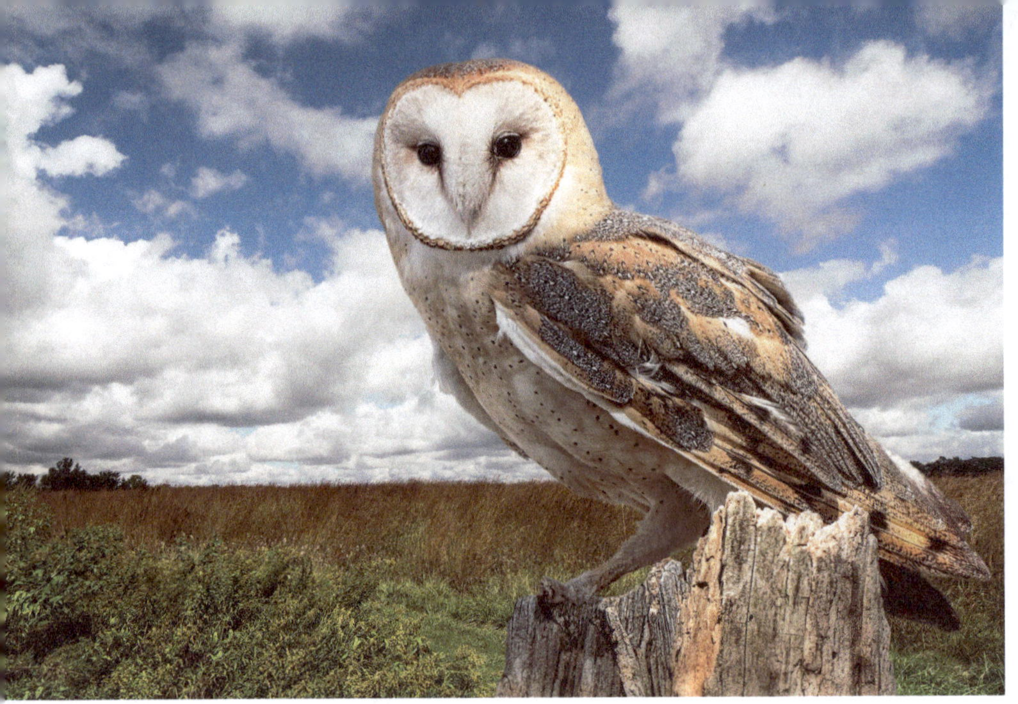

Tyto alba - Schleiereule

Trauma - Freiheit durch Wachheit

- Verlust des Urvertrauens
- Stärkste Gewissensbisse und tiefe Schuldgefühle
- Fühlt sich vom Leben grundsätzlich benachteiligt
- Traut niemandem über den Weg
- Befürchtet nichts Gutes
- Alles ist ein schlechtes Omen
- Interpretiert alles einfach negativ
- Auch Banalitäten können Todesangst auslösen
- Mangel an klarer Sicht - Mangel an Kontakt

In der medizinischen Fachwelt gibt es zwei Arten von Trauma:

- Das körperliche Trauma mit beschädigtem Körpergewebe durch Verletzungen.
- Das psychische Trauma durch eine massiv überfordernde Ausnahmesituation.

Aus dem Griechischen übersetzt heißt Trauma einfach „Wunde".
Wie treffend. Hier wird - zufällig? - nicht unterschieden zwischen Körper und Seele.

Durch Erschütterung oder Gewalteinwirkung entstandene Verletzungen heilen erst dann vollständig, wenn die Umstände ihres Entstehens verstanden werden. Solange Unklarheit besteht, wie es zum Trauma gekommen ist, wird ein Rest von Anspannung bleiben.
Bei kleineren Unfällen mit bekanntem Tathergang ist das ein überschaubares Problem. Man war möglicherweise unaufmerksam und schon ist es passiert. Es trägt oft niemand anderes die Schuld, und wenn doch, war scheinbar die eigene Unaufmerksamkeit ein Teil des Unfalls.

Schwieriger wird es bei schicksalhaften Ursachen wie Krieg, Katastrophe oder Misshandlung. Das Gehirn wird über lange Zeit mit Stresshormonen geflutet. Die Verbindung zwischen Erlebtem und der Erinnerung wird unterbrochen. Manchmal existiert eine regelrechte Amnesie, die Ursachen betreffend, manchmal wird das Erlebte aus dem Bewusstsein verdrängt.
Die Traumaauslöser werden aber dauerhaft als gefährliche Bedrohung wahrgenommen.

Opfer der Flutkatastrophe berichten von Panikanfällen, wenn es „einfach nur regnet". Die Kriegsgeneration zuckt heute noch zusammen, wenn die Alarmsirenen getestet werden oder Flugzeuge nah am Boden fliegen. Soldaten werden innerlich gequält von grauenhaften Anblicken. Am schwierigsten ist es wahrscheinlich für Kinder. Sie haben meistens keine Möglichkeit, zu verstehen, was mit ihnen passiert. Dabei ist egal, ob das Trauma durch durch höhere Gewalt, absichtliche Misshandlung oder „in bester Absicht" geschieht.

Die „Posttraumatische Belastungsstörung", kurz PTBS, ist offiziell als Krankheitsursache anerkannt. Nur muss man den eigenen Zustand auch erstmal als solchen begreifen, was viel zu selten geschieht.
Der unerlöste seelenhomöopathische Zustand der Schleiereule bewegt sich in den Gefühlen von Trauma.

Todesangst kann lächerlich gemacht werden, wenn man den Auslöser des ursprünglichen Erlebnisses nicht kennt oder ignorieren will. Wer aber, wie oben erwähnt, eine Flutkatastrophe erlebt hat, kann schon durch leichten Regen in die unbewältigten Gefühle geworfen werden. Ein weiterer Faktor ist die Plötzlichkeit des Ursprungstraumas. Herausgerissen aus dem „normalen" Fluss des

Alltags ist damals in einem Moment die Welt zusammengebrochen.
Das könnte jederzeit wieder passieren, oder?
Ein Trauma kümmert sich nicht um Wahrscheinlichkeit.
Es entstehen beim geringsten Anlass Befürchtungen. Merkwürdigkeiten werden zu schlechten Omen umgedeutet, jeder Misserfolg bestätigt das. Man hat den Bus knapp verpasst? Das wird bestimmt ein schlechter Tag. Da ist ein komisches Ziehen im Rücken? Wahrscheinlich ein Tumor.

Freundliche Angebote für gesellige Anlässe werden misstrauisch geprüft, ob wieder „nur was von einem gewollt wird" und überhaupt zieht man ja doch immer den Kürzeren.
Vor lauter unbewältigten Gefühlen wird man zum Außenseiter.

Überlebt man eine Katastrophe, während die Anderen ihr Leben oder ihre Gesundheit verlieren, ist nicht etwa Freude das vorherrschende Gefühl, sondern Schuld und Gewissensbisse. Wieso lebe ich und die anderen nicht?

Manches Grauen ist zu groß, als dass man es begreifen könnte.
Schicksalsschläge zerschlagen manchmal das Urvertrauen so nachhaltig, dass auch die nachfolgenden Generationen noch unter Stresssymptomen leiden. Und trotzdem siegt immer wieder das Leben. Manchmal „erbt" man Traumafolgen und muss sich aktiv um Realismus und Lebensmut bemühen. Mancher Mensch wird aber auch als kleines Kind so sehr traumatisiert, dass Vertrauen zur Lebensaufgabe wird.

Die Schleiereule schreit in der Nacht! Um die Traumafolgen zu erlösen, muss man sich in die eigene Nacht, in die Dunkelheit des Unterbewusstseins begeben. In geschütztem Rahmen muss man - wie der Held im Märchen - auf die Reise gehen und alles ernst nehmen, was aus den eigenen Tiefen aufsteigt. Bilder und Gefühle wollen nicht die Vergangenheit erzählen, sondern die Gefühle beschreiben, die man damals hatte. Also bitte nicht den Fehler machen und die Wahrnehmungen als „Quatsch" abtun, sondern den Symbolgehalt zu entschlüsseln versuchen. Das geht im professionellen therapeutischen Rahmen, aber auch mit einer guten Freundin.

Wenn man dies wagt, ist es wie ein sportliches Training: man bekommt sozusagen Mutmuskeln. Man darf aufwachen in der Gegenwart, die alten Ereignisse mehr oder weniger begreifen und über die Zähigkeit des Lebens staunen. Man hat es überlebt! Und all jene, die es nicht überlebt haben? Wer weiß schon, wer mehr Glück gehabt hat.

In der persönlichen Ebene:

Was dir im Weg steht ist keine Kleinigkeit. Um dein Thema/deine Frage gut zu lösen wirst du gezwungen, dich den Ängsten deines Unterbewusstseins zu stellen.
Die wichtigste Botschaft lautet: Du bist unschuldig!
Was immer dir früher passiert sein mag, es war nie die ganze Wahrheit. Du warst vielleicht gezwungen, verstörende Gefühle zu verarbeiten. Du bist, wenn man der Schleiereule glaubt, heute noch damit beschäftigt. Jedenfalls bei deinem Thema schränkt es deine Handlungsfreiheit ein. Aber Schuld waren andere.
Erniedrigung, Schmerz und Angst werden leicht zum dauerhaften Begleiter, wenn man es nicht mehr schafft, an das Gute zu glauben. Dann aber haben die „Bösen" tatsächlich gesiegt. Das Schicksal ist an und für sich aber neutral. Es schenkt stets solche Erfahrungen, die eine Resonanz zum Herzen haben.
Deine Aufgabe ist jetzt also, das Urvertrauen zurückzugewinnen. Hol dir deine Unschuld wieder. Wache auf in der Leichtigkeit, die du durch das Einordnen deiner Erfahrungen in den riesengroßen Pool deines Unterbewusstseins gewinnst. Die Schuld, wenn es sie gab, wird an anderer Stelle verwaltet. Du sollst leben! Habe den Mut, die Erinnerungen durch dein Bewusstsein ziehen zu lassen. Sie werden ausvibrieren und dich gestärkt in die Freiheit entlassen.

In der Ahnenebene:

Dein Ahnenfeld möchte dich von der Verwirklichung deines Themas lieber abhalten.
Das kann doch gar nicht klappen! Bemerkst du nicht die schlechten Omen! Sei vorsichtiger!
Mit solchen Botschaften wird die Verwirklichung deines Themas sicher nicht einfacher.

Es wird für die Ahnen Erlebnisse gegeben haben, die diese Ansichten rechtfertigen. Aber mache dir klar, dass du frei bist, deinen Weg trotzdem zu gehen. Du siehst neue Wege und Zusammenhänge bei diesem Thema.
Vielleicht hilft es dir, vergleichbare Erfahrungen deines Ahnenfelds zu reflektieren. Aber du musst nicht ihre schwierigen Erfahrungen erlösen. Du baust auf ihnen auf! Die Traumata der Ahnen sind der „Kompost", der dir die Kraft zur Wachheit schenkt. Nimm dir die Freiheit der Gegenwart.

Auf der Torwächter-Position:

Der Kernkonflikt deiner Frage/deines Themas ist die Angst vor dem Schlimmen. Welches Schlimme? Das weißt du vielleicht noch nicht mal. Oder du bringst schlimme Erlebnisse deiner Vergangenheit nicht mit deinen jetzigen Problemen in Zusammenhang.
Aber deine Entscheidungsfreiheit wird dadurch eingeschränkt. Du möchtest - verständlicherweise - unbedingt Erinnerungen verhindern.
Welchen Zusammenhang könnte deine heutige Frage mit einem früheren Ereignis haben? Ein Ereignis, dass dich traumatisiert hat. Selbst wenn dir dieser Begriff zu pathetisch erscheint, die Schleiereule weist darauf hin. Es ist also nicht nur etwas Unangenehmes, sondern ein massiv überforderndes Erlebnis, das hier ins Spiel kommt.

Kleine Kinder und Säuglinge können noch keine bewussten Erinnerungen speichern, weil das Gehirn noch zu unstrukturiert ist. Ältere Kinder oder Erwachsene erleiden häufig eine situationsbezogene Amnesie, können sich also überhaupt nicht mehr an das Erlebnis erinnern. So ist es also grundsätzlich schwierig, Angst- oder Panikgefühle mit einem Auslöser in Verbindung zu bringen. Hier müssen unbedingt die vorhandenen Befürchtungen als begründet anerkannt werden.

Alles weitere ist ein vorsichtiges Tasten im Nebel. Allerdings bedeutet die Schleiereule als Torwächter, dass du, um dein volles Potential in deinem Thema entfalten zu können, Mut brauchst. Den Mut, die unbewussten Gefühle ernst zu nehmen. Es hilft dir nicht wirklich, wenn du mit Stärke überspielst, was dich im Dunkel umtreibt.
Gehe langsam, achtsam, vorsichtig in das Dunkel, das dein Thema umgibt. Wovor fürchtest du dich? Hole dir wenn möglich Jemanden an deine Seite, denn Kontakt ist das erste, was einer traumatisierten Seele fehlt. Gehe so weit, wie es sich richtig anfühlt und erzwinge gar nichts. Eulenthemen haben ihre eigene Zeit.

Anzuerkennen, dass etwas Schweres den Weg behindert, ist bereits eine Erleichterung. Es liegt nicht an deinen mangelnden Fähigkeiten, sondern an der Last, die durch dein Thema getriggert wird. Gib dir Zeit! Dann wachst du in der Gegenwart auf, wenn alle beängstigenden Gefühle verarbeitet wurden. Und diese Verarbeitung geschieht vor allem unbewusst, im Dunklen der Träume der Nacht.

In der Seelenebene:

In der langen Entwicklung des Seelenweges haben wir mit Sicherheit alle schon einmal grauenhafte Erlebnisse gehabt. Man muss nur ein wenig in die Geschichte schauen und es gab reichlich Anlässe dafür. Nicht immer werden solche Erlebnisse einfach nur in den Erfahrungsschatz einsortiert. Manchmal führt die Kombination aus Gewalt, Hader und Schuldgefühlen zu dunklen Zeitkapseln, die im Unterbewusstsein vergraben liegen. Bei entsprechenden Erlebnissen des Tagesbewusstseins öffnen sich zusätzlich solche „Ostereier" und erschweren die Verarbeitung der Gegenwart ganz erstaunlich.
Bei deiner Frage bekommst du mit der Schleiereule einen Hinweis auf solche Umstände. Die Freiheit deines Handelns wird durch dunkle Erinnerungen aus deiner Seelenebene erschwert.

Selbstverständlich kann man niemals völlige Sicherheit über die vergangenen Ereignisse haben. Alle Methoden der Rückerinnerung bringen Bilder und Geschichten des Unterbewusstseins hervor und erheben keinen Anspruch auf exakte Geschichte. Es spielt aber keine Rolle, ob es „nur" Geschichten oder reale Erlebnisse waren. Entscheidend sind die Gefühle dazu. Diese müssen heute verarbeitet werden.
Es ist immer eine gute Idee, den Tod als freundliche Erlösung zu würdigen. Er beendet Leid. Die Fortführung der schlimmen Gefühle entsteht nur aus dem menschlichen Drang nach Entwicklung. Eigentlich könnte alles Schlimme mit dem Tod beendet sein. Wer es schafft, im Tod einen Freund zu haben, wird frei vom Hader mit dem Schicksal. Wenn nicht heute, dann eben morgen - soll heißen, was ich in meinem Leben nicht schaffe, wird später passieren.
Um Gerechtigkeit kümmern sich andere Instanzen.

Mit solchen Überlegungen darfst du die bedrohlichen Gefühle deines Seelenwegs überdenken. Schau nach vorn! Finde Frieden für die gequälten Anteile deiner Seele und zeige ihnen die Entwicklungen der Gegenwart.

Lösungsweg:

Wenn du dich mit deinem Thema in die Nacht begibst,
findest du deine Wahrheit mit klarem Blick nach vorne.
Suche nach dem Potential in deinen Fähigkeiten -
und du wirst deine Angst in Mut wandeln.

Zoologie:

Die Schleiereule trägt ihren Namen wegen ihrer auffälligen, herzförmigen Gesichtsform, die von Federn gebildet wird. Es fehlen ihr die eulenüblichen Ohrenfedern und die Augen blicken geradeaus. Das Deckgefieder ist goldbraun mit grauer Fleckzeichnung, der Schnabel blassgelb, das Bauchgefieder reinweiß bis hellbraun. Die Zehen sind untypisch federlos.

In Mitteleuropa lebende Schleiereulen erreichen Körperlängen bis fünfunddreißig Zentimeter und Flügelspannweiten bis zu fünfundneunzig Zentimeter. Das Gewicht erreicht etwa vierhundert Gramm, Weibchen sind immer etwas größer und kräftiger als Männchen. Unterarten von Schleiereulen in anderen Gebieten der Welt sind teilweise deutlich kleiner oder größer.

Sie lebt ausgesprochen ortstreu und verlässt auch bei ungünstigen Wetterbedingungen oder strengen Wintern nicht ihr angestammtes Habitat. Aus diesem Grund erlöschen Schleiereulenpopulationen manchmal. Jungvögel erobern aber immer wieder neue Reviere.
Zur Zeit gilt die Schleiereule nicht als gefährdet.

Ihr Flug ist an offene Landschaften angepasst. Sie bevorzugt daher Agrargebiete oder baumarme Vegetationen. Typisches Nistareal sind Kirchtürme oder Scheunen. Als Mäusefänger sind sie auf Bauernhöfen gern gesehen.

Die Ortung ihrer Beute erfolgt optisch und akustisch, der Gesichtsschleier aus Federn verstärkt die Schallsammlung. Sie fliegt absolut geräuschlos und recht nahe am Boden. Dabei kann sie jedoch durchdringend kreischen, was zu ihrem „geisterhaften" Image beigetragen haben wird.
Als Nahrung dienen ihr alle Kleinsäuger. Typischerweise jagt sie in der Dämmerung oder nachts, während der Jungenaufzucht aber durchaus auch tagsüber.

Die Menge und Häufigkeit der Eiablage richtet sich nach den Mäusepopulationen. Bei entsprechendem „Nahrungsangebot" brüten Schleiereulen auch mehrmals im Jahr.
Es werden drei bis zwölf Eier gelegt und dreißig Tage lang nur vom Weibchen bebrütet. Das Nest ist von Abfall und stinkendem Unrat umgeben. Wenn sich die Jungvögel bedroht fühlen, stecken sie den Kopf in die Abfälle und sehen dann entsprechend aus. Nach zwei Monaten sind die Jungen flügge.
Schleiereulen erreichen ein Alter von etwa fünfzehn Jahren.

Schleiereulen sind Einzelgänger und leben nur für die Jungenaufzucht in losem Verband zusammen. Sie sind auch überhaupt nicht treu und verpaaren sich gleichzeitig mit mehreren Partnern. Es existiert kein Revierverhalten, lediglich die nähere Nestumgebung wird verteidigt.

Im Verhältnis zu anderen Lebewesen betreiben Schleiereulen Feindvermeidung, sie sind überhaupt nicht aggressiv. Bei Störungen verziehen sie sich in ein Versteck, im Extremfall fliehen sie und bespritzen den Feind mit ätzendem dünnflüssigem Kot.

Der bäuerliche Aberglaube in den vergangenen Jahrhunderten behauptete, dass eine an das Scheunentor genagelte Schleiereule Unheil abwendet. Manche behaupteten auch, dass ihr Schrei einen bevorstehenden Tod oder eine Geburt ankündigt.

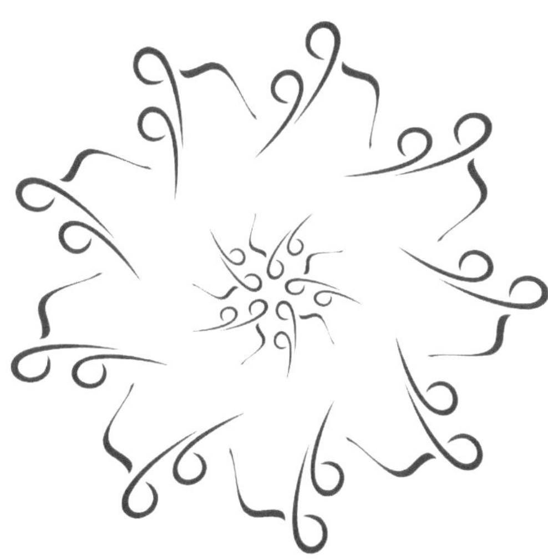

Kim Fohlenstein und Felicitas Fohlenstein

Heilpraktikerinnen, Lehrerinnen und Autorinnen

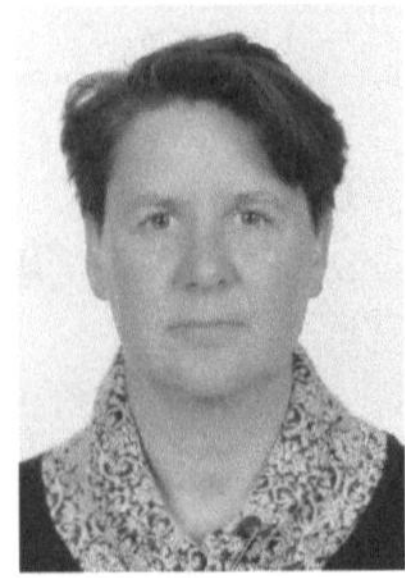

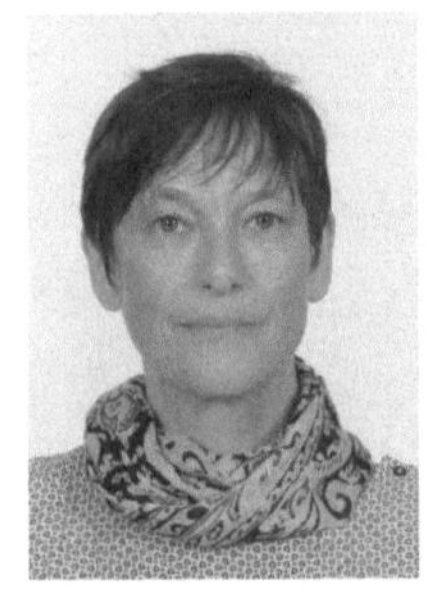

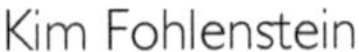

Kim Fohlenstein   Felicitas Fohlenstein

Beide haben viele Jahre in der Praxis gearbeitet.
Sie führten eine Heilpraktikerschule und bildeten dort die Schüler neben der Ausbildung zum Heilpraktiker auch in Homöopathie und Cranio-Sacraler Osteopathie aus.
Der Geist der Bretagne war stets eine Inspiration für ihre Forschungen.
Im Zusammenspiel von medizinischem, spirituellem und systemischem Wissen entstand im Laufe der Jahre die Ahnenmedizin.
Dadurch veränderte sich der Fokus der Arbeit so sehr, dass sich beide jetzt ganz und gar auf die Ausgestaltung der Ahnenmedizin in Wort und Tat konzentrieren.
Ihr Lebensmittelpunkt ist mittlerweile das Finistère in der Bretagne.
Dort - am Ende der Welt - gestalten sich die Bücher dieser Reihe und Ausbildungen zum Thema.

Die Ahnenmedizin beruht auf der Arbeit mit den Kartensets Makrokosmos und Mikrokosmos (jeweils 108 Karten mit je zwölf „Wesen" pro Lebensfeld und inzwischen sechs Zusatzkarten), der systemischen Zuordnung von Phänomenen und Gefühlen in ein Feld von neun Lebensfeldern (wobei dieses Buch vom Lebensfeld „Frereiheit" - den Vögeln handelt), sowie der Einbeziehung des Körpers mit allen seinen Phänomenen in die neun Lebensfelder und die Energien der Karten (organ-e-motion).

Alle Informationen zu Ausbildung und Beratung finden Sie auf der Webseite: www.heilundkunst.de.
Youtube: heil und kunst   Alias: @kim.fohlenstein

Überblick der Schriftenreihe

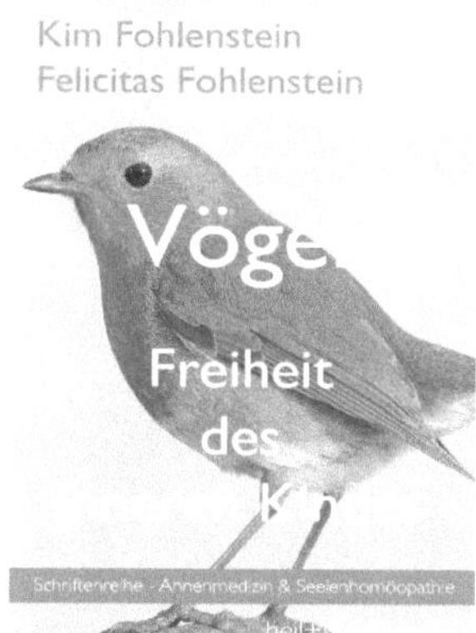

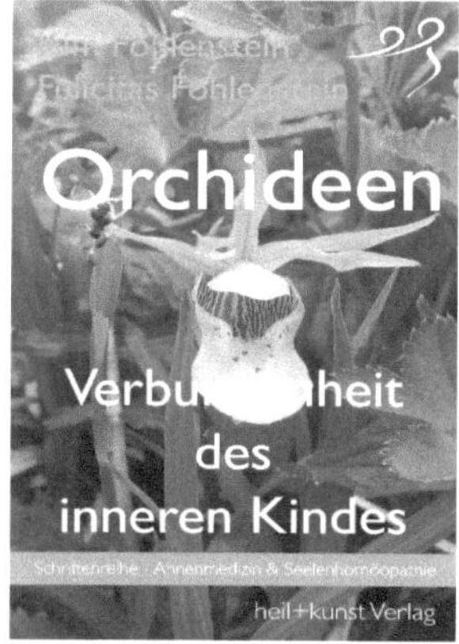

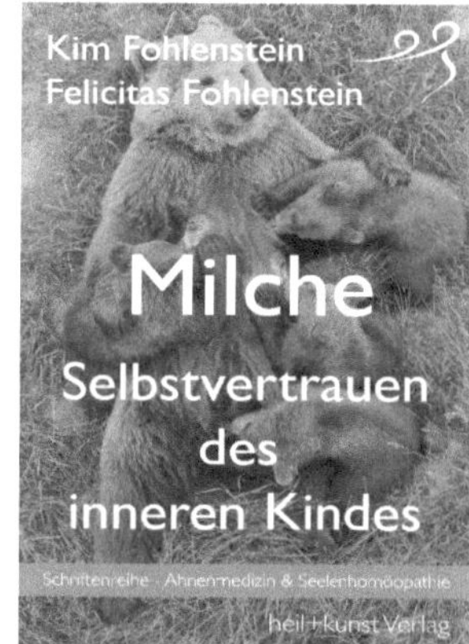

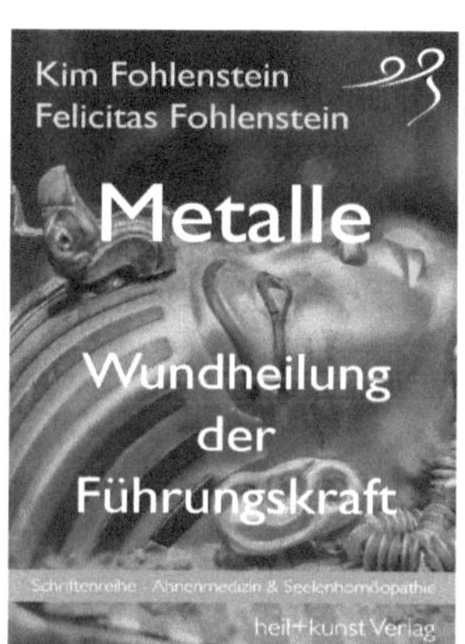

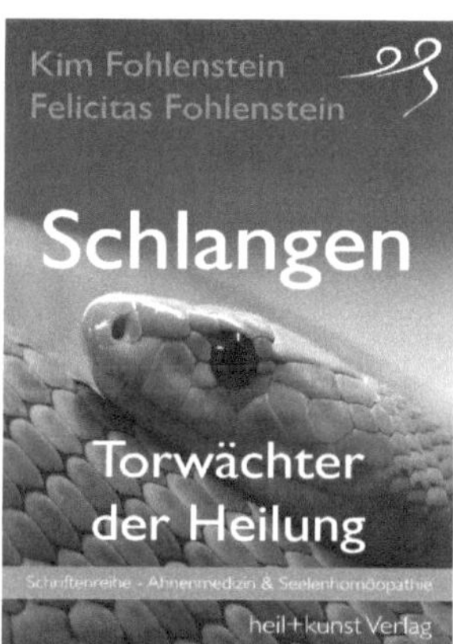

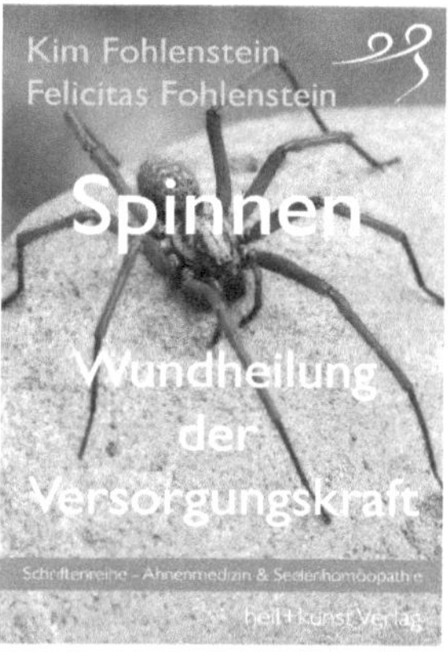

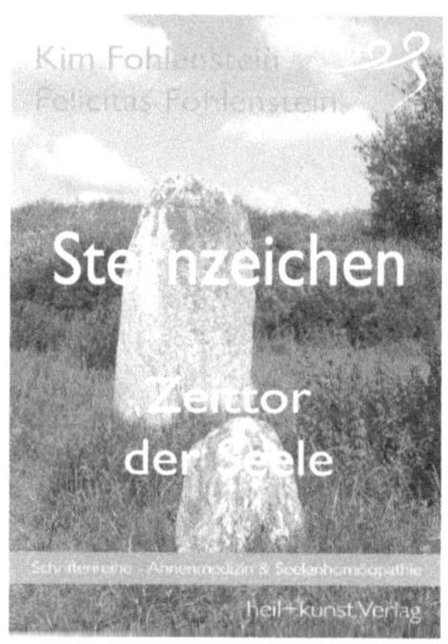

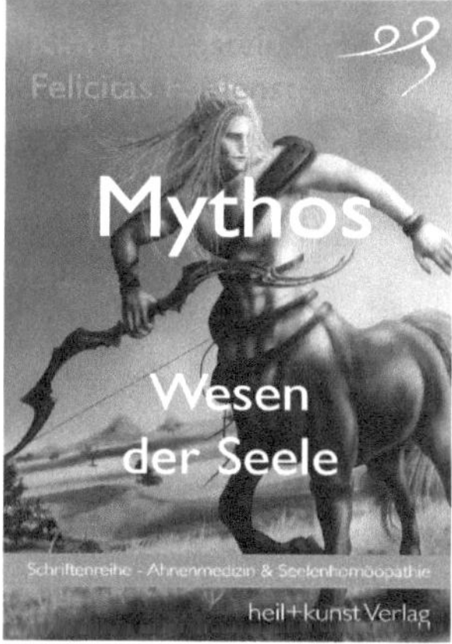

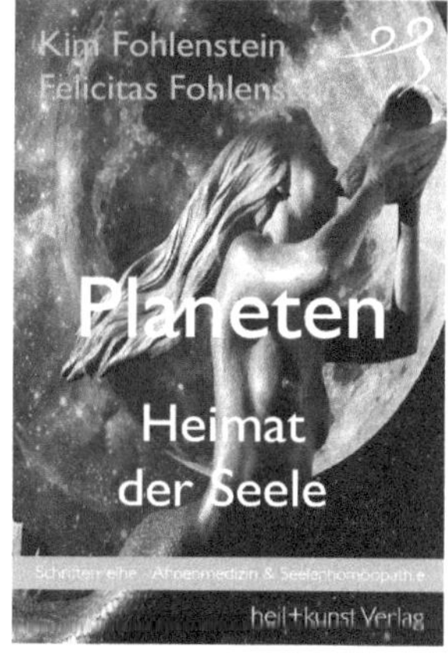

Quellen

- Homöopathie-Vorträge der heil+kunst Heilpraktikerschule Darmstadt 2005-2017
- Homöopathie-Aufstellungen der heil+kunst Heilpraktikerschule Darmstadt 2005-2017
- Seminare zur Ahnenmedizin der heil+kunst Heilpraktikerschule Darmstadt 2015-2017
- Ahnenmedizinische-Aufstellungen der heil+kunst Heilpraktikerschule Darmstadt 2005-17
- Seminar: Vögel, Spinnen und Metalle der heil+kunst Heilpraktikerschule Darmstadt 2014
- Vorträge zur Ahnenmedizin der heil+kunst Heilpraktikerschule Darmstadt 2010-2017
- Skript der Homöopathie-Ausbildung der heil+kunst Heilpraktikerschule Darmstadt
- Symbolische Materia medica, Martin Bomhardt, Verlag Homöopathie+Symbol 1999
- Vögel in der Homöopathie, Peter Fraser, Narayana Verlag 2013

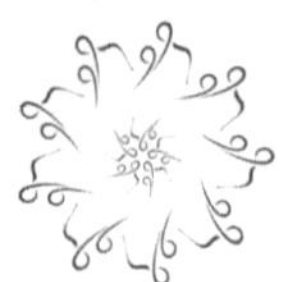

Bilder

Kim Fohlenstein:
Anser anser
Larus argentatus

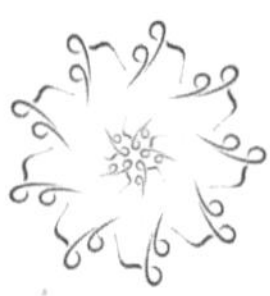

Envato:
Ara – nikonite
Columba – CreativeNature_nl
Cygnus – DennisJacobsen
Erithacus – stockphotoastur
Falco – ca2hill
Haliaeetus – manfredxy
Pavo – muhaa
Threskiornis – byrdyak
Tyto alba – Mshake

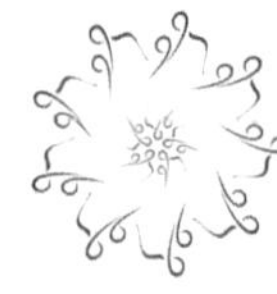

Shutterstock:
Corvus corax – Hristo Peshev

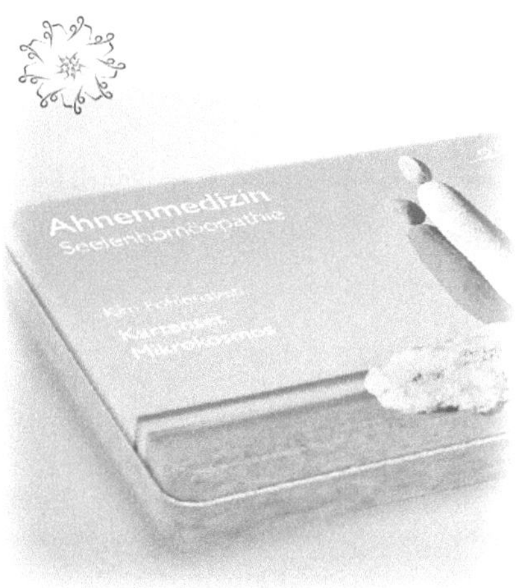

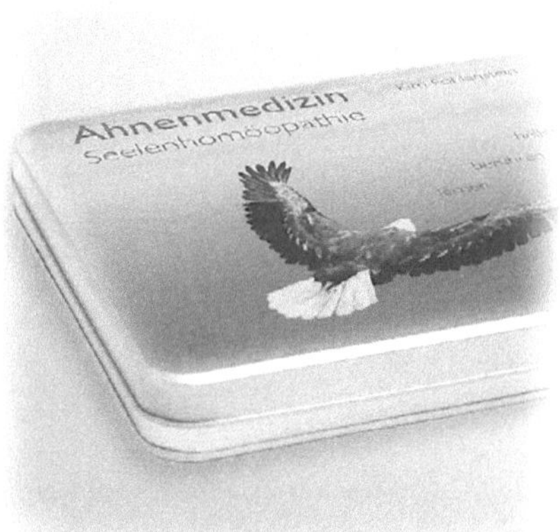

Kim Fohlenstein

Ahnenmedizin

Seelenhomöopathie

Kartenset Mikrokosmos

ISBN: 978-3-946812-02-9

59,95 €

Kim Fohlenstein

Ahnenmedizin

Seelenhomöopathie

Kartenset Makrokosmos

ISBN: 978-3-946812-00-5

59,95 €

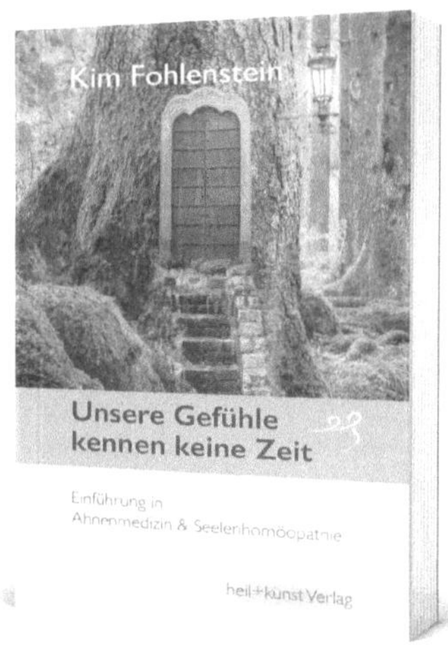

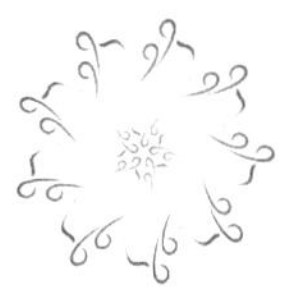

Kim Fohlenstein

Unsere Gefühle kennen keine Zeit

Einführung in

Ahnenmedizin & Seelenhomöopathie

ISBN 9783946812166

18,-€